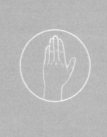

准确
找穴按摩
速查

杨克新　编著

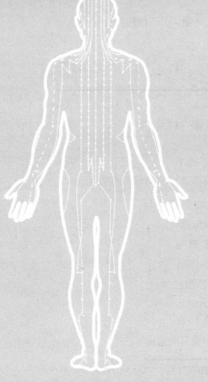

天津出版传媒集团

天津科学技术出版社

图书在版编目（CIP）数据

准确找穴按摩速查 / 杨克新编著 . -- 天津 : 天津
科学技术出版社 , 2014.12（2023.6 重印）

ISBN 978-7-5308-9425-5

Ⅰ . ①准… Ⅱ . ①杨… Ⅲ . ①穴位按压疗法 Ⅳ .
① R245.9

中国版本图书馆 CIP 数据核字 (2015) 第 004015 号

准确找穴按摩速查
ZHUNQUE ZHAOXUE ANMO SUCHA
策 划 人：杨 譞
责任编辑：孟祥刚
责任印制：兰 毅

出　　版： 天津出版传媒集团
天津科学技术出版社

地　　址：天津市西康路 35 号
邮　　编：300051
电　　话：（022）23332490
网　　址：www.tjkjcbs.com.cn
发　　行：新华书店经销
印　　刷：三河市万龙印装有限公司

开本 720×1020 1/16 印张 13 字数 210 000
2023 年 6 月第 1 版第 4 次印刷
定价：45.00 元

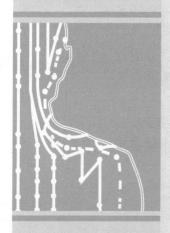

◎随着现代社会的发展，人们的生活水平不断提高，对于生活质量、自我保健的要求也越来越高。而顺应先人颐养之道的穴位按摩，尤其受到人们的推崇。穴位按摩是以中医理论为基础的保健按摩，它通过刺激人体特定的经络、穴位、反射区，以疏通气血、调理机体，达到医治疾病、缓解疼痛与不适、增强体质的目的，其手法渗透力强，可以放松肌肉、解除疲劳、调节人体生理功能并可提高人体免疫力，有平衡阴阳、延年益寿的功效。

当前，穴位按摩被誉为可以随身携带的好医生。这不仅因为穴位按摩不需要花费任何金钱，能够随时随地操作，更因为它疗效显著。在生活节奏越来越快的今天，糖尿病、高血压等"富贵病"正以前所未有的速度吞噬着人们的健康，并且患病人群越来越年轻化、普遍化；激烈的竞争和巨大的生活压力，使人们饱受颈椎病、神经衰弱和营养不均衡等疾病的困扰；疲劳、颈肩酸痛、失眠、消化不良等亚健康症状，更是很多人身体的"常客"；至于女性因内分泌紊乱等原因出现的色斑、雀斑等，也着实让她们伤透了脑筋。其实，折磨身心的这些病痛和不适，都可以通过穴位按摩进行改善。

那些经常听到的穴位都在哪？怎样才能准确地找到对症的穴位？该如何按摩？本书将简单明了地给读者指明穴位按摩的方向。本书共收录生活中常用的400多个，对每个穴位的精准定位、准确找法、按摩方法、功效、主治等要领都有详细的介绍，同时对某些穴位还增加了穴位配伍和健康贴士等内容，明明白白地告诉读者怎样按摩自身穴位。本书介绍的每个穴位，分别配有精确的骨骼定位图和真人演示图，二者互相补充，给读者准确找到穴位带来极大方便。本书还特别介绍了人体的三个反射区，即耳部反射区、手部反射区和足部反射区，包括其主治及按摩方法等，并配有清晰明了的指示图，能帮助读者迅速找到符合自身的按摩方法。

在附录部分，本书还列举出60多种常见病症及按摩穴位索引，便于读者查阅和使用。希望本书能够帮助读者祛除身体隐患，享受健康的生活。

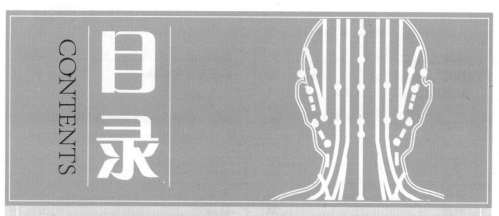

目录
CONTENTS

第三章　胸、腹部穴位

第四章 肩、背、腰部穴位

第五章　上肢部穴位

第六章　下肢部穴位

第一章

穴位按摩概述
XUE WEI AN MO GAI SHU

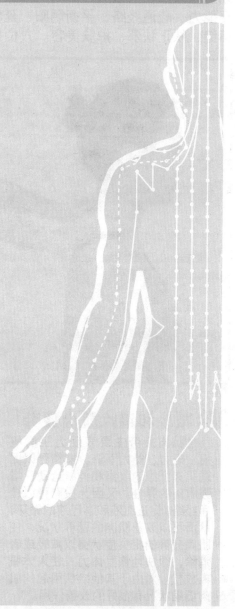

人体十四正经，经手六经，足六经，任督二脉，经络循行的脏器和器官所在部位的疾病都可以按摩经络上的穴位。经外奇穴有别于十四正经，按之有奇效，有些经外奇穴已经被补充到十四正经中。

穴位按摩的功效

　　经络是气血运行传输的通道，穴位即为气血停留汇聚的地方所形成的一个个点。

　　穴位按摩是以中医理论为基础的保健按摩；以经络穴位按摩为主，长期坚持按摩，可以放松肌肉、解除疲劳、调节人体功能，具有增强人体免疫能力、疏通经络、平衡阴阳、延年益寿的功效，还能够减压排毒、舒缓情绪、扶正祛邪、护肤美容。穴位按摩也成为越来越多的人的保健选择。

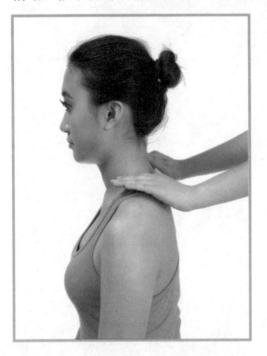
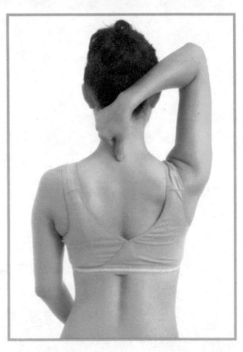

减轻和消除肌肉疲劳

　　肌肉疲劳主要表现为肌肉酸痛、乏力、能力下降。按摩可以促进肌肉纤维的收缩和伸展运动，增强肌肉的弹性。又因为按摩可以疏通经络，促进血液和淋巴液的循环，从而可以改善肌肉的营养状况，使肌肉疲劳的相关症状得以减轻或者消除，很快地恢复体力，使人体肌肉放松。对由于其他疾病引起的肌肉萎缩状况有很好的改善作用。

调整内脏功能紊乱

　　按摩对内脏具有双向的调节作用。对胃脏蠕动快的可以减缓胃脏蠕动，对胃脏蠕动慢的可以加快胃脏蠕动，从而促进人体对饮食的消化和吸收；对泌尿生殖系统疾病，可以调节膀胱张力和括约肌功能，有效治疗遗尿症和尿潴留；对于心血管疾病，可以改善冠心病患者的左心功能，降低外周阻力，减少心肌耗氧量，从而缓解心绞痛。

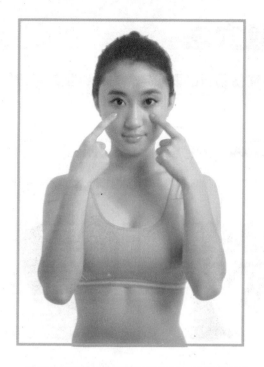

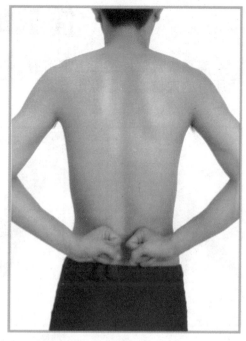

护肤美容

对面部的经穴进行按摩，能显著提高人体皮肤的温度，改善皮肤的血液循环、淋巴循环、新陈代谢，补充皮肤局部营养，增强皮肤的张力，消除皮肤皱纹、肿胀，加快衰老角化细胞的脱落，使得皮肤细腻光泽、富有弹性，从而起到护肤、美容、养颜的作用。

在进行按摩时，被刺激的部位因受到神经反射的影响，不仅局部组织的血液循环和新陈代谢会明显加快，使得皮肤肌肉的温度增高、营养状况得到改善，而且，这种血管的收缩或舒张，通常会波及全身，使整个机体的血液供应量重新分布，从而增强人体的抗病能力。

按摩还可以清除皮肤表面衰老的上皮细胞，使人体表面的毛细血管扩张，增强皮肤的营养供应；增强皮肤的弹性和光洁度；调节皮肤表面汗腺和皮脂腺的分泌。

扶正祛邪

机体一旦发生疾病，首先是由经络调动体内的气血，奋力抵抗加以驱散，入侵人体的外邪，也是通过经络，由表及里、由浅入深，逐渐渗透深入；同样，机体内部产生病变时，也是沿着经络，由内传外，反映到体表。

在每个穴位的背后，都联系着一条经络、一个脏腑，以及一大片经络循环路线所经过的人体组织，人体的健康与疾病，通常都会通过其相对应的穴位做出一定程度的反应和提示。例如，在胆囊炎、胆结石发作时，在患者小腿外侧的胆囊穴处，常常会出现明显的压痛；反过来说，在背部心俞穴、肺俞穴处，若发生剧烈疼痛者，则往往提示胸腔器官内存在心肺或其他相关疾病的可能。疾病的发生，不外乎正邪之争，只要选择得当，按摩既可祛邪外出、退热消炎，也能补气益血。

简易取穴法

简易取穴法是临床上常用的一种简便易行的取穴定位方法，虽然不适用所有的穴位，但是操作方便，容易记忆。常用简便取穴的穴位有列缺、劳宫、少府、风市、章门、血海、廉泉、养老、百会等。

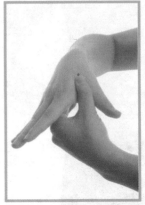

合谷

一手张开拇指、示指呈90°，以另一只手拇指第一关节横纹压在另一只手的虎口上，拇指指尖点到处即是。

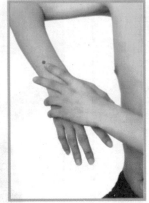

列缺

两虎口自然平直交叉，一手示指压在另一手桡骨茎突上，示指尖到达处。

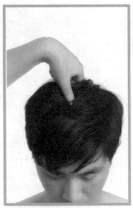

百会

两耳尖与头正中线相交处，按压有凹陷处即是。

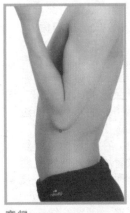

章门

屈肘合腋，肘尖所指处，按压有酸胀感处即是。

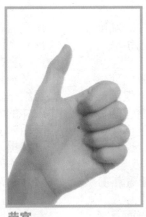

劳宫

半握拳，中指压在掌心第1横纹上，中指指尖所指处即是。

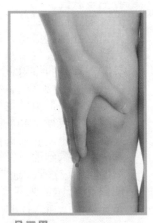

足三里

站位弯腰，同侧手虎口围住髌骨上外缘，余四指向下，中指指尖处即是。

手指同身寸取穴法

手指同身寸取穴法是一种简易的取穴方法，即依照被按摩者本人，手指的长度和宽度为标准来取穴。

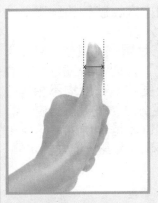

1寸
①以自身大拇指指尖关节的横向宽度为1寸。此法常用于四肢部位。

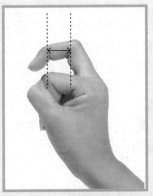

②以中指中节屈曲时内侧两端纹头之间距离长度为1寸。此法可用于腰背部和四肢等部位。

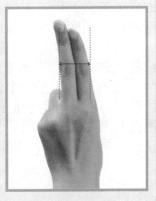

1.5寸
示指、中指并拢，以中指中节横纹处为准，其宽度为1.5寸。

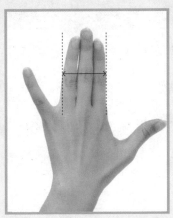

2寸
将示指、中指、无名指三指并拢，以中指第一节横纹处为准，三指横量为2寸。

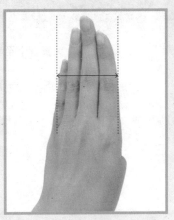

3寸
将自身的示指、中指、无名指、小指并拢，以中指中关节横纹处为标准，四指的宽度为3寸。

骨度分寸取穴法

按摩治病，取穴准确与否，与疗效密切相关。如取穴不统一、不准确，必然会影响研究结果的正确性。

有体表标志可依据的腧穴，要准确取穴，并不困难。不能以体表标志取穴的腧穴，由于人体高矮胖瘦各不相同，要准确取穴，就较为困难。为解决这个问题，古代就创立了"骨度分寸"这种取穴方法。

骨度分寸取穴法，是目前公认的标准取穴法，它是根据《灵枢·骨度》篇把人体所划分的部位，按规定的分寸数定为"寸"，即"骨度寸"，作为取穴的尺度。不同个体，不同肢体部位间的"骨度寸"长度均不相等。所以"骨度寸"实际上是某一肢体的骨度长度所规定分寸数的"等分寸"，因此只有用本肢体的"骨度寸"来量取本肢体的穴位才是准确的。这种方法没有男女老幼、高矮胖瘦的限制，很好地避免了在不同人身上定穴的难题。

部位	起止点	骨度（寸）	度量
头面部	前发际正中至后发际正中	12	直寸
	眉间（印堂穴）至前发际正中	3	直寸
	前额头两角（头维穴）之间	9	横寸
	耳后两乳突间	9	横寸
胸腹胁部	胸骨上窝（天突穴）至剑胸联合中点（歧骨）	9	直寸
	剑胸联合中点（歧骨）至脐中（神阙穴）	8	直寸
	脐中（神阙穴）至耻骨联合上缘（曲骨穴）	5	直寸
	两乳头之间	8	横寸
	腋窝顶点至第 11 肋骨游离端	12	直寸
背部	两肩胛骨喙突内侧缘（近脊柱侧）之间	12	横寸
	肩胛骨内侧缘（近脊柱侧）至后正中线	3	横寸

上肢部	腋后纹头至肘横纹（平尺骨鹰嘴）	9	直寸
	肘横纹（平尺骨鹰嘴）至腕掌（背）侧远端横纹	12	直寸
下肢部	耻骨联合上缘（曲骨穴）至髌底	18	直寸
	耻骨内侧踝下方（阴陵泉穴）至内踝尖	13	直寸
	股骨大转子至腘横纹	19	直寸
	臀沟至腘横纹	14	直寸
	腘横纹至外踝尖	16	直寸
	内踝尖至足底	3	直寸

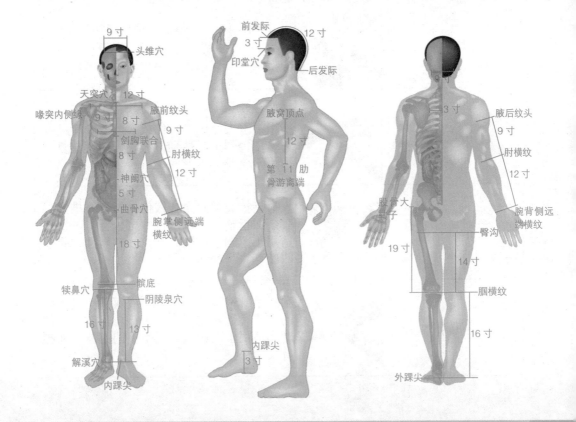

常用按摩方法

身体部位不同，按摩的力度与频率也有所区别，在实际操作中，还要根据个人的身体状况、疾病性质、症状轻重的不同，有所选择。

按摩手法	示意图	解析
指按法		大拇指指腹在穴位或局部做定点穴位按压。适用于全身部位
指摩法		用示指、中指和无名指等指腹进行轻柔按摩。适用于胸部和腹部
指按揉法		单手或双手的指腹置于施术部位，其余手指置于对侧或相应的位置。大拇指或前臂用力，节律性按揉。适用于全身部位
指点法		手握空拳，大拇指伸直紧贴示指，用大拇指指端着力于施术部位或穴位，持续点压。力量由轻到重，达到最大时停留并重复。适用于全身部位或穴位
指推法		大拇指指腹及侧面在穴位处做直线推进，其余四指辅助，每次按摩可进行 4~5 次。适用于范围小的酸痛部位，如肩部，腰及四肢
掌按法		利用手掌根部、手指合并或双手交叉重叠的方式，针对定点穴位进行自上向下的按摩。适用于面积较大且平坦的部位，如腰背及腹部

按摩手法	示意图	解析
掌摩法		手掌掌面或根部进行轻柔按摩。适用于脸部、胸部和腿部
掌揉法		单掌或双掌以掌根部着力于施术部位，按压并揉动。适用于面积较大的部位，如腰背和胸腹部
掌推法		利用手掌根部或手掌进行按摩。如面积较大或要加强效果，可用双手交叉重叠的方式推按。适用于面积较大的部位，如腰背和胸腹部
肘压法		将手肘弯曲，利用轴端针对定点穴位施力按摩。适用肌肉丰厚的部位，如臀部和腰部
肘点法		屈肘，用肘尖着力于施术部位或穴位上，通过上半身的重力，进行持续的点压，用力由轻到重。适用于肌肉丰厚的部位，如臀部
肘推法		屈肘，利用肘端施力推进。适用于体型较肥胖者及肌肉丰厚之处，如臀部和腿部
拍击法		五指并拢呈空心掌，腕关节适度放松，拍打体表。可单手或者双手，忌用实掌拍。适用于面积较大的部位，如肩背部、胸腹部、腰部
捏拿法		运用大拇指、示指（和中指）的力量，以捏掐或提拿的方式施力。力量柔和，由轻到重，再由重到轻。常用在颈肩部和四肢部位的按摩

穴位按摩注意事项

按摩前，施术者必须先洗净双手，以保证手指的清洁和温暖；指甲应修磨圆钝，并解除有碍按摩的物品，如戒指等，以免损伤皮肤。

按摩时，根据按摩时间的不同，选择手法的轻重及运行路线。例如，清晨按摩主要是唤醒机体组织，刺激可稍微轻一些，选择穴位的范围可小一些；而晚上睡前按摩则要促进体内代谢产物的排泄，让疲劳的肌肉得到恢复，刺激可比较重，选择穴位的范围也可扩大。

按摩时，手法一般都必须轻柔舒缓，切不可粗暴操作。特别是眼睛周围部位，只要予以轻轻触压即可；皮肤松弛者，可予以轻轻的拍击。

按摩时，以皮肤发出微热为标准；为了增强皮肤的润滑度，可在局部稍稍涂抹些按摩霜或油脂，以吸收按摩所产生的热量，防止因温度过高造成皮肤伤害。

一旦发现按摩部位出现破损、溃疡、骨折、结核、肿瘤、出血时，应立即停止操作，采取相应的补救措施。此外，在饥饿、饱食、酗酒或过度疲劳等情况下，不宜进行按摩，可让身体休息片刻。同时，按摩时，还必须注意保持合适的室内温度，以免被按摩者受寒着凉，引发疾病。

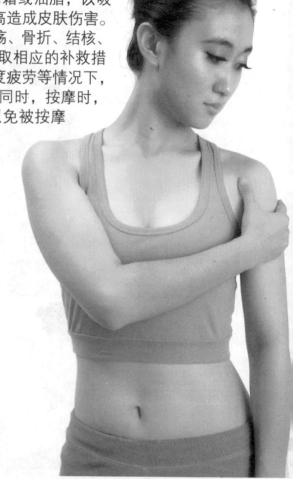

后面几章用不同颜色和形式的线条标注不同的人体经络穴位图。

手太阴肺经 ------------

手阳明大肠经 ------------

足阳明胃经 _____

足太阴脾经 _____

手少阴心经 - - - - - - -

手太阳小肠经 ------------

足太阳膀胱经 _____

足少阴肾经 _____

手厥阴心包经 _____

手少阳三焦经 ------------

足少阳胆经 _____

足厥阴肝经 _____

督脉   _____

任脉   _____

经外奇穴   ⊙

第二章

头、面、颈部穴位
TOU MIAN JING BU XUE WEI

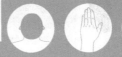

　　人体十四正经，经手六经，足六经，任督二脉，此十四经脉起于头面或止于头面，由经颈部承接，经穴相应，阴阳调和。中医认为，头为诸阳之汇，脑为精明之府，凡五脏六腑之气血，皆上注于头。因此，按摩和刺激头面部穴位可畅通五官气血，揉捏颈项可通达头面经脉。

🔍 扶突 Fú tū

手阳明大肠经

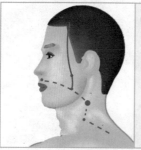

精准定位
在颈部外侧，横平喉结，胸锁乳突肌的前、后缘之间。

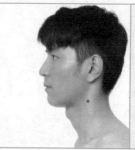

准确找穴
头微侧，从廉泉穴向外横四指，手指置于平喉结的胸锁突肌肌腹中点，按压有酸胀感处即是。

按摩方法 示指与中指并拢，以指腹按压穴位，每次 1~3 分钟。

功　　效 按摩该穴，能润肺，利咽，清热去火。

主　　治 咳嗽，哮喘，咽喉肿痛，多痰，甲状腺肿大。

🔍 天鼎 Tiān dǐng

手阳明大肠经

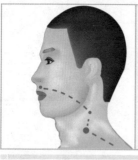

精准定位
在颈部，横平环状软骨，胸锁乳突肌后缘，扶突直下 1 寸处。

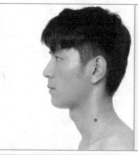

准确找穴
位于颈外侧，胸锁乳突肌后缘，喉结旁，先找到扶突穴，再找到锁骨上窝中央，二者连线中点即是。

按摩方法 手指指腹按压 50 次，不可过度用力。

功　　效 经常按摩，可清咽利喉，止咳平喘，消肿散结。

主　　治 咳嗽，哮喘，咽喉肿痛，多痰，甲状腺肿大。

🔍 口禾髎 Kǒu hé liáo

手阳明大肠经

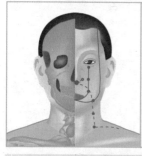

精准定位
位于上唇部，横平人中沟上 1/3 与下 2/3 交点，鼻孔外缘直下。

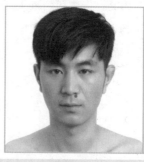

准确找穴
鼻孔外缘直下，平鼻唇沟上 1/3 处即是，与水沟穴相平。

按摩方法 示指指腹按压，每穴各 1~3 分钟，以有酸痛感为宜。

功　　效 经常按摩，可祛风通窍，理气止痛。

主　　治 口角㖞斜，鼻出血不止，鼻流清涕，鼻塞，过敏性及慢性鼻炎，面神经麻痹等。

迎香 Yíng xiāng

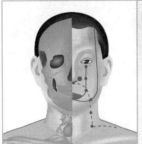

精准定位
在鼻唇沟中，平鼻翼外缘中点处。

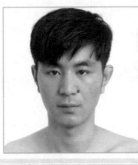

准确找穴
双手轻握拳，示指和中指并拢，中指指尖贴鼻翼两侧，示指指尖处即是。

按摩方法　示指指腹垂直按压，力度适中，两穴各按压 1~3 分钟。

功　　效　按压该穴，可祛风通窍，理气止痛，根治鼻炎。

主　　治　鼻塞，嗅觉减退，感冒，鼻炎，鼻出血，面神经麻痹，黄褐斑，酒糟鼻。

承泣 Chéng qì

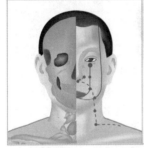

精准定位
在面部，眼球与眼眶下缘之间。

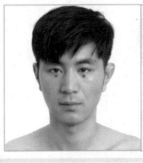

准确找穴
双眼直视前方，瞳孔正下，眼球与眼眶边缘之间。

按摩方法　示指指腹点揉或按揉穴位，左右穴位各 3~5 分钟。

功　　效　按摩该穴，可散风清热，明目止泪，消除眼袋，缓解疲劳。

主　　治　黑眼圈，眼袋，视力模糊，迎风流泪，目赤肿痛，眼睛干燥，夜盲。

穴位特效配伍

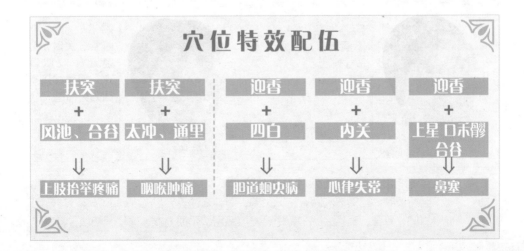

扶突	扶突	迎香	迎香	迎香
+	+	+	+	+
风池、合谷	太冲、通里	四白	内关	上星 口禾髎 合谷
⇓	⇓	⇓	⇓	⇓
上肢抬举疼痛	咽喉肿痛	胆道蛔虫病	心律失常	鼻塞

四白 Sì bái

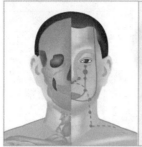

精准定位
双眼平视时，在瞳孔直下，眶下孔凹陷处。

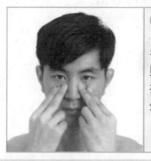

准确找穴
示指和中指伸直并拢，中指指腹贴两侧鼻翼，示指指尖所按凹陷处即是。

按摩方法	双手示指伸直，用指腹按揉左右穴位，有酸痛感为宜，每次 1~3 分钟。
功 效	经常按摩，可祛风明目，通经活络。
主 治	眼睛干涩，眼疲劳，视力下降，面部过敏性皮炎，面神经麻痹等。

地仓 Dì cāng

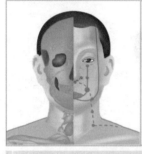

精准定位
口角旁开 0.4 寸处即是。

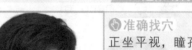
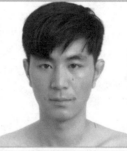

准确找穴
正坐平视，瞳孔直下垂线与口角水平线的交点，即口角外侧。

按摩方法	示指弯曲压在中指上，中指指腹按压，以有酸胀感为宜，每次 1~3 分钟。
功 效	经常按摩，能祛风清热，开关通络。
主 治	口角㖞斜，颊肿，牙痛，面部皱纹，腮腺炎，扁桃体炎，中风，三叉神经痛。

颊车 Jiá chē

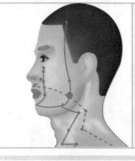

精准定位
下颌角前，上方 1 寸处。

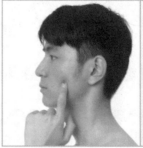

准确找穴
咬紧牙关时，会隆起一咬肌高点，用手按压有凹陷处即是。

按摩方法	中指指腹按压，左右穴各 1~3 分钟。
功 效	坚持按摩，可清热利咽，祛风止痛，消肿降逆。
主 治	耳鸣，耳聋，喉痹，咽中如梗，发热恶寒，颈项强痛，落枕，胸痛，胸满。

天窗 Tiān chuāng

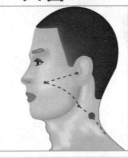

精准定位
颈部，横平喉结，胸锁乳突肌的后缘处即是。

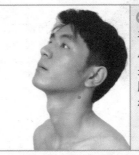

准确找穴
在颈外侧，仰头，从耳下向喉咙中央走行的绷紧的肌肉后缘与喉结相平处即是。

按摩方法 示指指甲垂直掐按，稍用力，每次1~3分钟。

功　效 按摩该穴，可祛风止痛，舒筋活络。

主　治 口角㖞斜，饮水不收，流涎，失音，睑闭不合，眼睑跳动，腹痛，胃痛等。

天容 Tiān róng

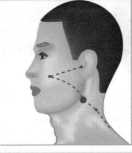

精准定位
位于颈外侧，当下颌角的后方，胸锁乳突肌的前缘凹陷中。

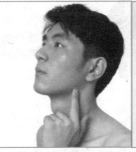

准确找穴
耳垂下方的下颌角后方凹陷处。

按摩方法 手指指腹按压，左右穴各1~3分钟。

功　效 按摩此穴，能利咽聪耳，息风宁神，疏散内热，起到双向调节血压的作用。

主　治 高血压，低血压，头痛，耳鸣，耳聋，咽喉肿痛，喉痹，颈项强痛，暴喑，痔疮等。

保健按摩专家建议 「如何按摩眼部穴位」

　　应用正确的方法按摩眼部穴位不反可以辅助治疗眼部疾病，缓解视疲劳。还能去除眼袋、黑眼圈，达到美目的效果。因眼部周围基本上都是环轮匝肌所组成，按摩方法应以点按为主，也可以用画圈的方式进行轻柔按摩。还可以用手心熨眼，两手张开，互搓至掌心发热，随即分别将两掌心对准两眼，轻按不动1分钟后拿开。完成上述步骤后，睁开眼转动眼球数次。按摩过程中，两眼以闭目养神为好。

🔍 大迎 Dà yíng

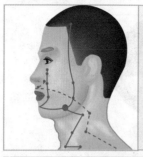

👆 精准定位

在下颌角前方，咬肌附着部的前缘，面动脉搏动处即是。

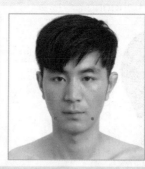

👆 准确找穴

正坐，闭口鼓气，下颌角前下方有一凹陷，下端按之有搏动感处。

按摩方法	示指指腹按揉，每次 1~3 分钟，边按边做环状运动。
功　效	经常按摩，能促进面部血液循环，消肿止痛。
主　治	口角喝斜，牙痛，发热恶寒，面部水肿，颊颌肿，睑闭不合，三叉神经痛等。

🔍 下关 Xià guān

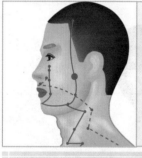

👆 精准定位

位于耳前方，当颧弓与下颌切迹所围成的凹陷处即是。

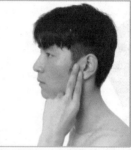

👆 准确找穴

闭口，示指和中指并拢，示指贴于耳垂旁，中指指腹处即是。

按摩方法	双手示指指腹按压，每次 1~3 分钟。
功　效	坚持按摩，可疏风活络，消肿止痛。
主　治	耳聋，耳鸣，头痛，牙痛，口角喝斜，三叉神经痛，下颌关节炎，类中风等。

🔍 头维 Tóu wéi

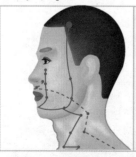

👆 精准定位

额角发际直上0.5寸，头正中线旁开4.5寸处。

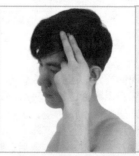

👆 准确找穴

端坐，目视前方，示指与中指并拢，中指指腹位于头侧部发迹点处，示指指腹处即是。

按摩方法	用双手大拇指指腹强压，有酸胀感为宜，每秒按 1 次，重复 10~20 次。
功　效	经常按摩，能安神止痛，明目除烦。
主　治	偏头痛，眩晕，目痛，迎风流泪，高血压，脱发，额角皱纹，慢性肝炎等。

人迎 Rén yíng

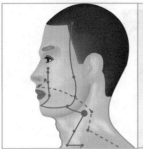

精准定位
位于颈部，喉结旁，当胸锁乳突肌的前缘，颈总动脉搏动处。

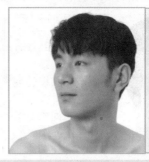

准确找穴
正坐，头微侧，从喉结往外侧量约2横指，可感胸锁乳突肌前缘颈部动脉搏动。

按摩方法 常用大拇指指腹轻轻地上下按压，每次1~3分钟。

功　效 按摩该穴。可利咽散结，理气降逆，促进血液循环，调节血压。

主　治 咽喉肿痛，慢性咽炎，气喘，吐泻，胸满，喘不得息，高血压，低血压等。

巨髎 Jù liáo

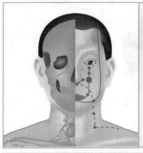

精准定位
瞳孔正下方，横平鼻翼下缘，颧弓下缘凹陷处。

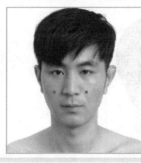

准确找穴
直视前方，沿瞳孔直下，横平鼻翼下缘，颧弓下缘凹陷处即是。

按摩方法 手指指腹按压，向颧骨方向做环状运动。

功　效 按摩此穴，可祛除面部疾病。

主　治 青光眼，白内障，目下眶部肿痛，口角㖞斜，三叉神经痛，过敏性鼻炎等。

水突 Shuǐ tū

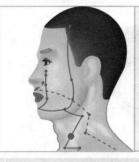

精准定位
在颈部，横平环状软骨，胸锁乳突肌的前缘。

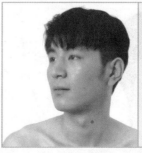

准确找穴
位于颈部，胸锁乳突肌的前缘，找到人迎穴与气舍穴，二者之间连线的中点处。

按摩方法 两手中指指腹按压，力度适中，每次1~3分钟。

功　效 坚持按摩，可清热利咽，降逆平喘。

主　治 咳逆上气，呃逆，气短，喘息不得卧，咽喉肿痛。

🔍 气舍 Qì shè

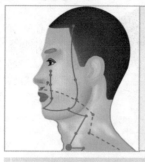

👆 **精准定位**
位于颈部，锁骨上小窝，锁骨上缘。当胸锁乳突肌的胸骨头与锁骨头中间的凹陷处即是。

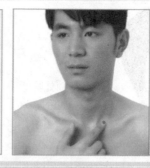

👆 **准确找穴**
头转向对侧，锁骨内侧端上缘两筋之间的凹陷处即是。

按摩方法 中指指腹按按揉，每次左右穴各 1~3 分钟。

功 效 按压该穴，可利咽平喘，消肿止痛，软坚散结，可快速治疗呃逆。

主 治 呃逆，喘息，甲状腺肿大，喉痹，咽喉肿痛，颈项强痛等。

🔍 颧髎 Quán liáo

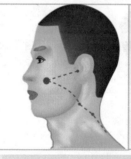

👆 **精准定位**
在面貌，颧骨下缘，外眼角直下，凹陷中。

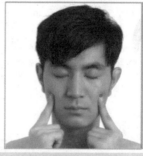

👆 **准确找穴**
在面部，颧骨最高点下缘凹陷处即是。

按摩方法 大拇指指尖垂直按压，由下向上，力度稍轻。

功 效 常按可缓解面部疼痛，能够祛风镇痉，清热消肿。

主 治 口角㖞斜，眼睑跳动不止，目下部肿痛，三叉神经痛，牙痛，黄褐斑等。

🔍 听宫 Tīng gōng

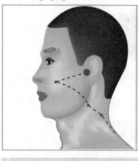

👆 **精准定位**
在面部，耳屏正中与下颌骨髁状突之间凹陷处。

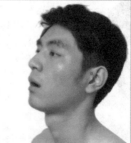

👆 **准确找穴**
微张口，耳屏前方，下颌关节之间有一凹陷处，即是该穴。

按摩方法 大拇指指尖轻轻揉按，每次两穴各 1~3 分钟。

功 效 经常按摩，有助于治疗各种耳部疾病。

主 治 耳鸣，耳聋，耳出脓汁，耳部疼痛，中耳炎，外耳道炎，眩晕，心腹满痛等。

睛明 Jīng míng
足太阳膀胱经

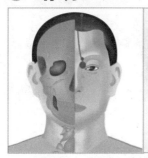

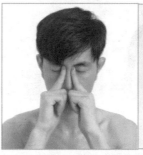

精准定位 在面部，目内眦，角稍上方框内侧壁凹陷处。

准确找穴 正坐合眼，手指置于内侧眼角稍上方，按压有一定凹陷处即是。

按摩方法	先用大拇指指尖轻掐穴位，再在骨上轻轻前后刮揉，双侧同时刮揉2分钟。
功　效	坚持按压，能通络明目，散瘀止痛，还可治疗腰肾、膀胱疾病。
主　治	迎风流泪，视神经炎，目赤肿痛，视疲劳，近视，青光眼，坐骨神经痛等。

攒竹 Cuán zhú
足太阳膀胱经

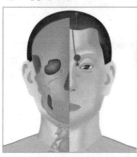

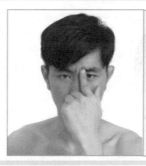

精准定位 在面部，眉头凹陷中，额切迹处。

准确找穴 皱起眉头时，在眉毛内侧端有一隆起处即是。

按摩方法	大拇指指腹由上向下按压，每次左右各按压1~3分钟。
功　效	常按可清热明目，祛风通络，消除黑眼圈、眼袋等眼部问题。
主　治	近视，眼疲劳，目视不明，目赤肿痛，迎风流泪，黑眼圈，头痛等。

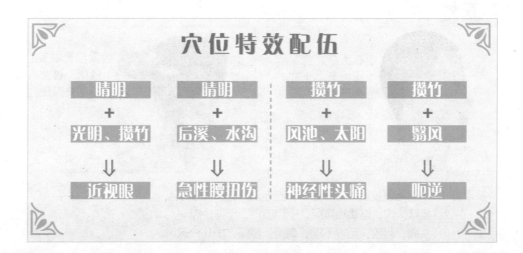

穴位特效配伍

睛明	睛明	攒竹	攒竹
+	+	+	+
光明、攒竹	后溪、水沟	风池、太阳	翳风
⇩	⇩	⇩	⇩
近视眼	急性腰扭伤	神经性头痛	呃逆

眉冲 Méi chōng

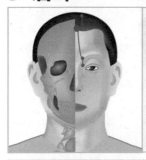

精准定位
攒竹穴直上，入发际0.5寸，神庭穴与曲差穴的连线中点处。

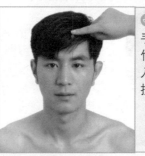

准确找穴
手指从眉毛的攒竹穴处向上推，入发际半横指处按压有痛感处。

按摩方法	中指指腹按揉，左右两穴各1~3分钟。
功　效	按摩该穴，具有平肝潜阳，宁神通窍，散风清热的作用。
主　治	头痛，眩晕，鼻塞，目视不明，目赤肿痛等。

曲差 Qū chā

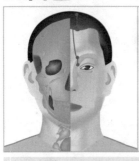

精准定位
前发际正中直上0.5寸，旁开1.5寸处。

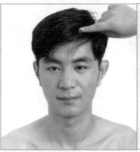

准确找穴
前发际正中直上半横指，在旁开正中线两横指处即是。

按摩方法	示指指腹按压，左右两穴各1~3分钟。
功　效	按摩该穴，可清热开窍，清头明目，平肝潜阳。
主　治	头痛，鼻塞，鼻出血，心中烦闷，结膜炎等。

五处 Wǔ chù

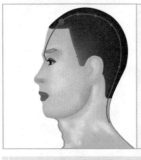

精准定位
在头部，前发际正中直上1寸，旁开1.5寸。

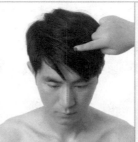

准确找穴
前发际正中直上1横指，再旁开两横指处即是。

按摩方法	示指指腹按压，力度适中，左右两穴各1~3分钟。
功　效	按摩该穴，可清热散风，明目镇痉，宁神止痛。
主　治	头痛，目眩，目视不明，鼻炎，癫痫，小儿惊风等。

承光 Chéng guāng

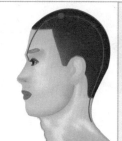

精准定位
在头部，前发际正中直上2.5寸，旁开1.5寸。

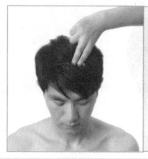

准确找穴
前发际正中直上3横指，再旁开两横指处即是。

按摩方法	示指指腹按压，力度适中，左右两穴各1~3分钟。
功 效	按摩该穴，可清热明目，和胃止呕，祛风通窍。
主 治	头痛，目眩，鼻塞，热病，面部神经麻痹，角膜白斑，鼻息肉，鼻炎等。

通天 Tōng tiān

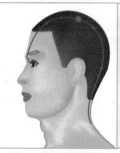

精准定位
在头部，前发际正中直上4寸，旁开1.5寸。

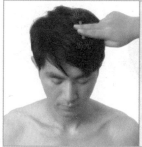

准确找穴
先找到承光穴，其直上两横指处即是。

按摩方法	示指指腹适度按压，左右两穴各1~3分钟。
功 效	常按可清热除湿，通利鼻腔。
主 治	颈项强直，头痛，鼻塞，鼻多清涕，口角㖞斜，喘息等。

穴位特效配伍

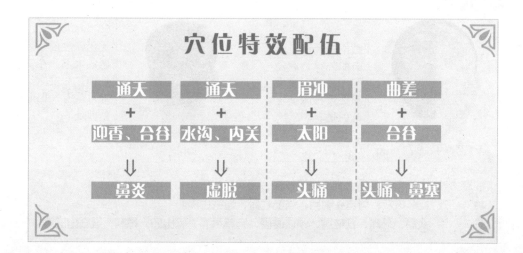

通天	通天	眉冲	曲差
+	+	+	+
迎香、合谷	水沟、内关	太阳	合谷
⇩	⇩	⇩	⇩
鼻炎	虚脱	头痛	头痛、鼻塞

络却 Luò què

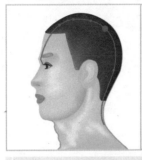

精准定位

在头部，前发际正中直上5.5寸，旁开1.5寸。

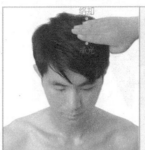

准确找穴

先找到承光穴，其直上四横指处即是。

按摩方法	示指指腹按压，两穴各压1~3分钟。
功　效	坚持按摩该穴，可祛风止痛，清热安神，平肝息风。
主　治	头痛，头晕，耳鸣，精神疾病，郁闷不乐，癫狂，白内障，甲状腺肿大等。

玉枕 Yù zhěn

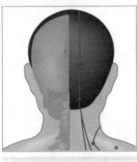

精准定位

在头部，后发际正中直上2.5寸，旁开1.3寸。

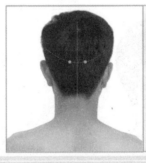

准确找穴

沿后发际正中向上轻推，枕骨旁开2横指，在骨性隆起的外上缘有一凹陷处即是。

按摩方法	示指或中指指腹按压，两穴各压3~5分钟。
功　效	经常按摩，可清热除湿，降逆止呕，通窍止痛。
主　治	头痛，眩晕，目痛，耳鸣，不能远视，鼻塞不闻香臭等。

天柱 Tiān zhù

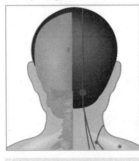

精准定位

位于项后区，斜方肌外缘之后发际凹陷中，横平第2颈椎棘突上际即是。

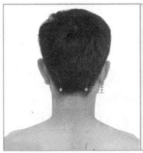

准确找穴

正坐，触摸颈后两条大筋，在其外侧，后发际边缘可触及一凹陷处即是。

按摩方法	大拇指指腹曲上向下轻轻按揉，两穴各按压1~3分钟。
功　效	按摩该穴，可清头明目，强筋壮骨，通络止痛。
主　治	头痛，牙痛，颈椎病，颈项僵硬，肩背疼痛，脑出血，鼻塞，眼底出血等。

天牖 Tiān yǒu

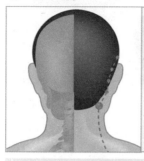

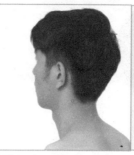

精准定位
在肩胛区，横平下颌角，胸锁乳突肌的后缘凹陷中即是。

准确找穴
找到下颌角，胸锁乳突肌的后缘，平下颌角的凹陷处即是。

按摩方法	中指指腹按压，左右穴各 3~5 分钟。
功　效	经常按摩，能活血化瘀，通络止痛。
主　治	颈项僵硬，肩背臂部疼痛，目痛，目昏，耳鸣，视神经衰弱，咽喉肿痛等。

翳风 Yì fēng

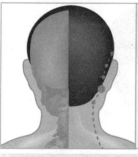

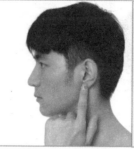

精准定位
在颈部，耳垂后方，乳突下端前方凹陷中。

准确找穴
头偏向一侧，将耳垂下压，所覆盖范围中的凹陷处即是。

按摩方法	示指指腹按压，力度适中，每次 3~5 分钟。
功　效	经常按压，可清热泻火，疏肝散结，祛风通络。
主　治	头痛，牙痛，腮腺炎，耳鸣，中耳炎，三叉神经痛，面神经麻痹，慢性咽炎等。

瘈脉 Chì mài

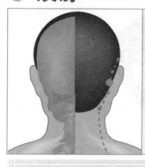

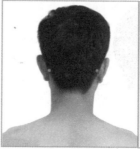

精准定位
头偏向一侧，将耳垂下压，所覆盖范围中的凹陷处即是。

准确找穴
翳风穴和角孙穴沿耳轮后缘作弧形连线，中、下 1/3 交点处即是。

按摩方法	中指指腹按压，轻轻揉按，两穴各 3~5 分钟。
功　效	常按可镇惊息风，燥湿化气，预防脑血管疾病。
主　治	头痛，耳鸣，耳聋，目视不明，小儿惊风，呕吐，腹泻等。

颅息 Lú xī

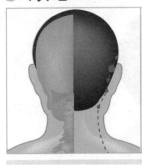

精准定位
在头侧部，耳郭后方，角孙穴至翳风穴之间，沿耳郭连线的上1/3与下2/3的交点处。

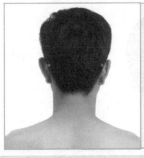

准确找穴
先找到翳风穴和角孙穴，二者之间沿耳郭后缘作弧线连线，上、中1/3交点处。

按摩方法 示指、中指轻轻贴于耳根处，顺时针按摩1~3分钟。

功　　效 经常按摩，可通络止痛，安脑宁神，豁痰开窍。

主　　治 身热，头重，呕吐，泄泻，胁肋痛不得转侧，耳聋，中耳炎，视网膜出血。

角孙 Jiǎo sūn

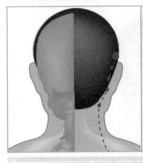

精准定位
在头侧部，耳尖直上入发际处。

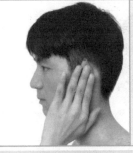

准确找穴
在头部，将耳敦折叠向前，找到耳尖，耳尖直上入发际处即是。

按摩方法 大拇指指腹按揉，每天早晚各1次，每次1~3分钟。

功　　效 坚持按摩该穴，可祛湿降浊，清肝泻火，明目消肿。

主　　治 耳郭红肿，齿龈肿痛，颈项僵直，视神经炎，视网膜出血，急性结膜炎。

耳门 ěr mén

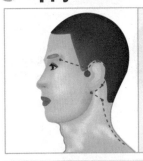

精准定位
在耳区，耳屏上切迹与下颌髁状突之间的凹陷中。

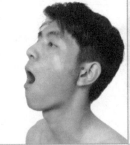

准确找穴
位于头侧面的耳前处，耳屏上切迹前方，张口有凹陷处即是。

按摩方法 大拇指指尖垂直按揉，力度加重，或用中指指腹轻轻按揉，每次3~5分钟。

功　　效 长期按摩，可平肝息风，化痰开窍，清热泻火，治疗耳部疾病。

主　　治 耳流脓汁，重听，耳聋，耳鸣，耳道炎，耳生疮，耳中痛，聋哑等。

🔊 耳和髎 ěr hé liáo

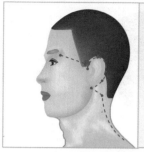

精准定位
位于头侧部，鬓发后缘，耳郭根的前方，颞浅动脉的后缘。

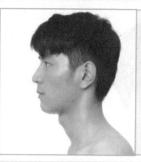

准确找穴
在头侧部，鬓发后缘作垂直线，耳郭根部作水平线，二者交点处即是。

按摩方法	中指指腹按压，力度适中，两穴各 1~3 分钟。
功　效	按摩可清热泻火，祛风通络，化痰开窍。
主　治	头重，头痛，目眩，耳鸣，颔颊肿，口角㖞斜，牙关紧闭等。

🔊 丝竹空 Sī zhú kōng

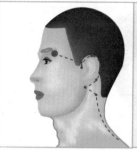

精准定位
在面部，眉梢处的凹陷中。

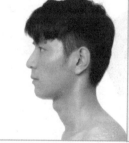

准确找穴
在面部，眉毛外侧缘眉梢凹陷处。

按摩方法	大拇指指腹向内揉按穴位，每天早晚各 1 次，每次 1~3 分钟。
功　效	经常按摩该穴，可祛除雀斑、黄褐斑。
主　治	头痛，目眩，鱼尾纹，目赤肿痛，视物疲劳，黄褐斑，面神经麻痹等。

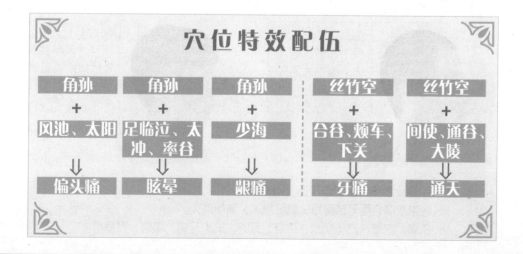

穴位特效配伍

角孙	角孙	角孙	丝竹空	丝竹空
+	+	+	+	+
风池、太阳	足临泣、太冲、率谷	少海	合谷、颊车、下关	间使、通谷、大陵
⇩	⇩	⇩	⇩	⇩
偏头痛	眩晕	龈痛	牙痛	通天

瞳子髎 Tóng zǐ liáo

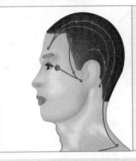

精准定位
在面部，目外眦外侧 0.5 寸凹陷处即是。

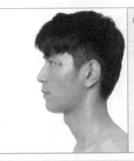

准确找穴
正坐，目外眦旁，眶外侧缘凹陷处。

按摩方法 两手大拇指同时按揉该穴，每天早晚各 1 次。

功 效 经常按摩，可清热消肿，散瘀止痛，祛风明目。

主 治 头痛，眩晕，目痒，远视，三叉神经痛，视神经衰弱，夜盲症，角膜炎等。

听会 Tīng huì

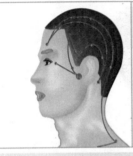

精准定位
位于耳前方，耳屏间切迹的前方与下颌骨髁状突的后缘之间的凹陷中。

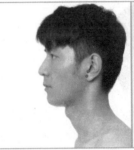

准确找穴
正坐，耳屏下缘前方，张口有凹陷处即是。

按摩方法 中指指腹轻轻按压，左右穴各 3~5 分钟。

功 效 坚持按摩，可开窍聪耳，清热止痛，祛风通络。

主 治 耳鸣，耳聋，牙痛，口角㖞斜，下颌关节炎，面痛，腮肿等。

上关 Shàng guān

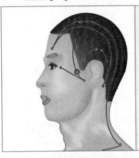

精准定位
位于耳前，颧弓的上缘中央的凹陷处。

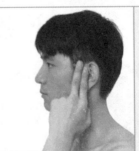

准确找穴
正坐，耳屏往前 2 横指，耳前颧骨弓上侧凹陷处即是。

按摩方法 中指指腹按压，左右穴各 1~3 分钟。

功 效 经常按摩，可开窍聪耳，镇肝息风，清热泻火。

主 治 头痛，眩晕，口角㖞斜，耳聋，耳鸣，风火牙痛，癫痫，青盲等。

颔厌 Hàn yàn

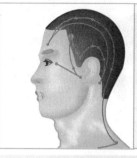

精准定位

位于头部的颞部前缘，从头维穴至曲鬓穴连线的上 1/4 与下 3/4 的交点处。

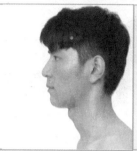

准确找穴

先找到头维穴和曲鬓穴，两穴连线，上 1/4 处。

按摩方法	手指指腹按压，左右穴各 1~3 分钟。
功　效	经常按摩，可疏风活络，清热开窍，通络止痛。
主　治	头晕目眩，偏头痛，耳鸣，耳聋，颈项痛，口角㖞斜，癫痫等。

悬颅 Xuán lú

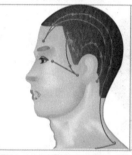

精准定位

位于头部的颞部前缘，头维穴与曲鬓穴弧形连线的中点处。

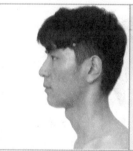

准确找穴

先找到头维穴和曲鬓穴，两穴连线，中点处即是。

按摩方法	示指和中指置于穴位处轻轻按揉，每天早晚各 1 次，每次 1~3 分钟。
功　效	按摩该穴，可降浊除湿，清热消肿，豁痰开窍。
主　治	偏头痛，目外眦红肿，牙痛，身热，汗不出，面赤肿痛，神经衰弱等。

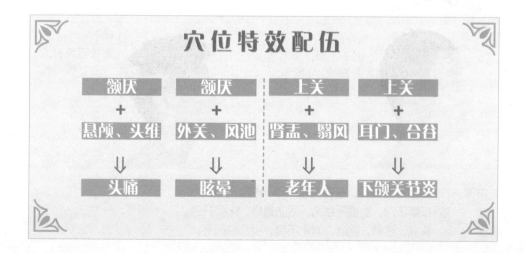

穴位特效配伍

颔厌	颔厌	上关	上关
+	+	+	+
悬颅、头维	外关、风池	肾盂、翳风	耳门、合谷
⇓	⇓	⇓	⇓
头痛	眩晕	老年人	下颌关节炎

悬厘 Xuán lí

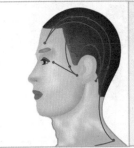

精准定位 位于头部的颞部前缘，当头维穴与曲鬓穴弧形连线的上 3/4 与下 1/4 的交点处。

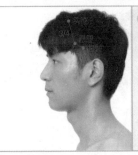

准确找穴 先找到头维穴和曲鬓穴，两穴连线，下 1/4 处。

按摩方法	示指和中指置于穴位处轻轻按揉，每天早晚各 1 次。
功 效	每天坚持按摩，能清热消肿，散瘀止痛，镇肝息风。
主 治	偏头痛，面肿，目外眦痛，耳鸣，上牙痛，食欲不振，三叉神经痛等。

曲鬓 Qū bìn

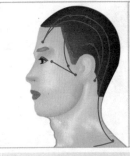

精准定位 位于头的颞部，耳前鬓角发际后缘的垂线与耳尖水平线的交点处即是。

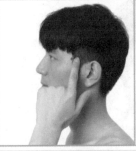

准确找穴 在耳前鬓角发际后缘作垂直线，与耳尖水平线相交处即是。

按摩方法	中指指腹按压，左右穴各 1~3 分钟。
功 效	坚持按摩，可祛风止痛，活血通络，化痰开窍。
主 治	口角㖞斜，颌颊肿痛，颈项强直，偏头痛，视网膜出血等。

率谷 Shuài gǔ

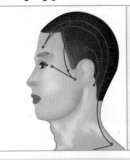

精准定位 位于头部，当耳尖直上入发际 1.5 寸。

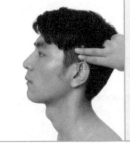

准确找穴 先找到角孙穴，直上 2 横指处。

按摩方法	中指指腹按压，左右穴各 1~3 分钟。
功 效	按摩该穴，能镇肝息风，活血通络，化痰开窍。
主 治	头痛，眩晕，呕吐，消化不良，小儿惊风等。

天冲 Tiān chōng

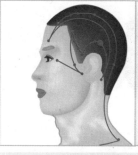

精准定位

在头部，耳根后缘直上发际2寸，率谷穴后0.5寸即是。

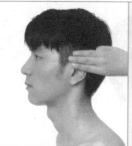

准确找穴

耳根后缘，直上入发际3横指处，率谷穴后半横指即是。

按摩方法 中间四指并拢轻按于该穴处，左右穴各按揉1~3分钟。

功　　效 按摩该穴，可益气补阳，清热消肿，豁痰开窍。

主　　治 牙龈肿痛，头痛，眩晕，惊恐，耳鸣，癫痫，呕吐等。

浮白 Fú bái

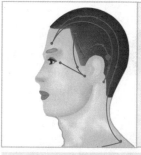

精准定位

在头部，耳后乳突的后上方，天冲穴与完骨穴的弧形连线的上1/3和下2/3的交点处。

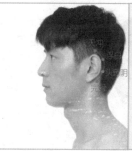

准确找穴

先找到天冲穴和完骨穴，二者弧形连线的上1/3处即是。

按摩方法 中指指腹按压，每天早晚各1次，左右穴各1~3分钟。

功　　效 按摩该穴，可清肝泻火，理气散结，止痛开窍。

主　　治 白发，头痛，颈项强痛，耳鸣，耳聋，牙痛，瘰疬，疝气，臂痛不举等。

头窍阴 Tóu qiào yīn

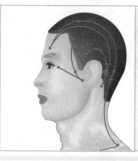

精准定位

在头部，耳后乳突的后上方，天冲穴与完骨穴的弧形连线的上2/3与下1/3交点处。

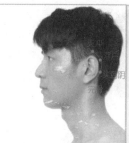

准确找穴

先找到天冲穴和完骨穴，二者弧形连线的下1/3处即是。

按摩方法 手指指腹按压，每天早晚各1次，左右穴各1~3分钟。

功　　效 按摩该穴，能够降浊驱寒，清肝泻火，聪耳开窍。

主　　治 头痛，眩晕，颈项强痛，胸胁痛，耳鸣，耳聋，目痛，牙痛，呃逆等。

完骨 Wán gǔ

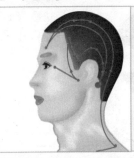

精准定位
在头部，耳后乳突的后下方凹陷处即是。

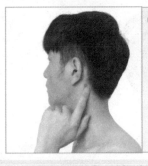

准确找穴
耳后下方，可摸到一明显突起，其后下方凹陷处即是。

(按摩方法) 两手掌包住头部，五指张开，大拇指指腹按揉此穴，每次1~3分钟。

(功 效) 经常按摩，可祛风通络，祛邪宁神，治疗失眠。

(主 治) 头痛，耳后痛，耳聋，耳鸣，口角㖞斜，失眠，三叉神经痛，偏头痛等。

本神 Běn shén

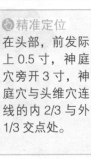

精准定位
在头部，前发际上0.5寸，神庭穴旁开3寸，神庭穴与头维穴连线的内2/3与外1/3交点处。

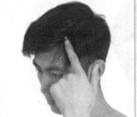

准确找穴
正坐，从外眼角直上入发际半横指，按压有酸痛感处即是。

(按摩方法) 中指指腹按压，每天早晚各1次，每次左右穴各1~3分钟。

(功 效) 长期按摩，可平肝息风，化痰开窍，安神止痛。

(主 治) 头痛，眩晕，癫痫，小儿惊风，颈项强痛，胸胁痛，半身不遂等。

阳白 Yáng bái

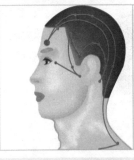

精准定位
在额前部，眼平视，瞳孔直上，眉上1寸处。

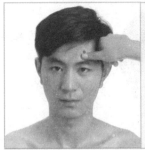

准确找穴
正坐，眼向前平视，自瞳孔直上，眉上1横指处。

(按摩方法) 大拇指弯曲，用指关节从内往外轻轻刮按此穴处，每次1~3分钟。

(功 效) 常按可滋肝补肾，祛风化湿，清头明目。

(主 治) 面神经麻痹，目赤肿痛，眼睑跳动不止，头痛，眩晕，近视，三叉神经痛等。

头临泣 Tóu lín qì

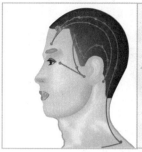

精准定位
在头部，瞳孔直上入前发际0.5寸，神庭穴与头维穴连线的中点处即是。

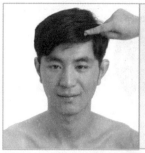

准确找穴
正坐，眼向前平视，自瞳孔直上，入发际半横指处即是。

按摩方法	示指指腹按压，每天早晚各1次，每次左右穴各1~3分钟。
功　效	常按可祛风散寒，化湿通络，镇肝明目。治各种眼部疾病。
主　治	目外眦疼痛，目眩，流泪，目赤肿痛，鼻塞，鼻窦炎，小儿惊风，热病等。

目窗 Mù chuāng

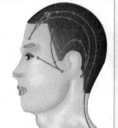

精准定位
在头部，前发际直上1.5寸，瞳孔直上。

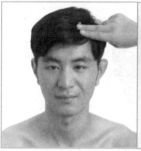

准确找穴
正坐，眼向前平视，自瞳孔直上，入发际2横指处即是。

按摩方法	示指和中指轻按穴位，每天早晚各按摩1次，每次1~3分钟。
功　效	按摩该穴，可明目开窍，清热消肿，散瘀止痛。
主　治	头痛，目眩，目赤肿痛，远视，近视，面水肿，上齿龋肿，小儿惊风等。

穴位特效配伍

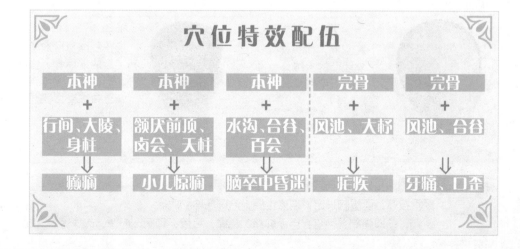

本神	本神	本神	完骨	完骨
+	+	+	+	+
行间、大陵、身柱	额厌前顶、囟会、天柱	水沟、合谷、百会	风池、大杼	风池、合谷
⇩	⇩	⇩	⇩	⇩
癫痫	小儿惊痫	脑卒中昏迷	疟疾	牙痛、口歪

正营 Zhèng yíng

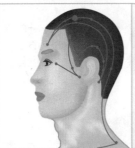

精准定位
在头部，前发际上2.5寸，瞳孔直上。

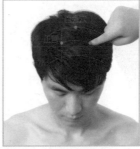

准确找穴
取前发际到百会穴中点作一水平线，与瞳孔作一垂直线，两条线交点处即是。

按摩方法	中指指腹按压，左右穴各1~3分钟。
功　效	按摩该穴，可平肝潜阳，清热消肿，涤痰通络。缓解惶恐不安的情绪。
主　治	头痛，头晕，目眩，面目水肿，目赤肿痛，牙痛，神经性疾病等。

承灵 Chéng líng

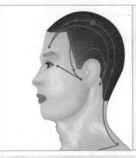

精准定位
在头部，前发际上4寸处，瞳孔直上。

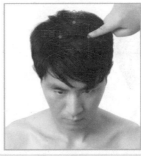

准确找穴
先找到百会穴，向前1横指作一水平线，再与瞳孔作一垂直线，两条线交点处。

按摩方法	中指指腹按压，左右穴各1~3分钟。
功　效	按摩该穴，能平肝潜阳，凉血止血，通络止痛。
主　治	脑风头痛，眩晕，目痛，鼻出血，鼻窒，多涕，喘息不利等。

脑空 Nǎo kōng

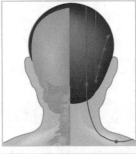

精准定位
在头部，横平枕外隆凸的上缘外侧，正中线旁开2.5寸。

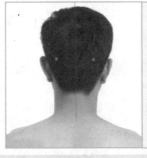

准确找穴
在后脑勺摸到隆起的最高骨，作一水平线，与头正中线交点旁开3横指处即是。

按摩方法	拇指指腹按压，左右穴各1~3分钟。
功　效	经常按摩，可醒脑开窍，清热止痛，治疗各种脑病。
主　治	头痛，颈项强痛，目眩，目赤肿痛，鼻痛，耳聋，癫痫，心悸，热病等。

风池 Fēng chí

足少阳胆经

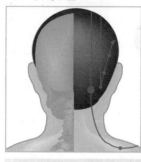

精准定位

在颈后区，枕骨之下，入发际1寸，胸锁乳突肌上端与斜方肌上端之间的凹陷处即是。

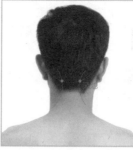

准确找穴

正坐，后头骨下两条大筋外缘陷窝中，与耳垂齐平处即是。

按摩方法	大拇指指腹由下往上揉按，每天2次，每次1~3分钟。
功　　效	经常按摩，可平肝潜阳，宣肺通窍，消肿祛邪。
主　　治	热病汗不出，感冒，头痛，眩晕，牙痛，咽喉肿痛，失眠，颈椎病等。

廉泉 Lián quán

任脉

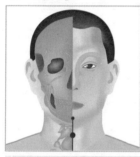

精准定位

在颈前区，前正中线上，喉结上方，舌骨上缘凹陷处。

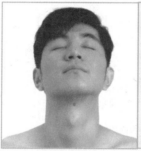

准确找穴

仰头，从下巴沿颈前正中线向下推，喉结上方可触及舌骨体，上缘中点处即是。

按摩方法	弯曲大拇指，用指尖由上向下推按或点揉该穴1~3分钟。
功　　效	经常按摩，可利喉舒舌，消肿止痛。
主　　治	舌下肿痛，舌根急缩，舌强不语，咳嗽，哮喘，舌干口燥，口舌生疮等。

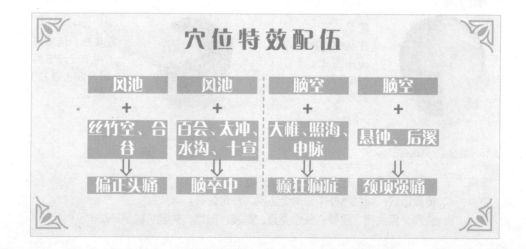

穴位特效配伍

风池	风池	脑空	脑空
+	+	+	+
丝竹空、合谷	百会、太冲、水沟、十宣	大椎、照海、申脉	悬钟、后溪
⇓	⇓	⇓	⇓
偏正头痛	脑卒中	癫狂痫症	颈项强痛

承浆 Chéng jiāng

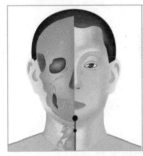

精准定位
在面部，下唇的下方，颏唇沟的正中凹陷处。

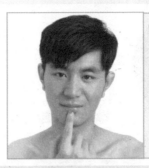

准确找穴
正坐，颏唇沟的正中按压有凹陷处即是。

按摩方法 示指指腹按压，左右穴各 1~3 分钟。

功　效 按摩可镇痛镇静，通经活络，疏风泻火，清热利咽。

主　治 牙齿疼痛，突然声音嘶哑，口唇麻木，口臭，流涎，癫痫，牙关紧闭等。

天突 Tiān tū

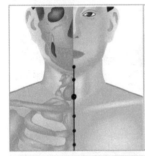

精准定位
位于颈前区，前正中线上，胸骨上窝中央。

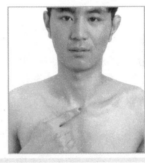

准确找穴
仰卧，由喉结直下可摸到一凹窝，中央处即是。

按摩方法 中指指腹慢慢按压，左右穴各 1~3 分钟。

功　效 经常按摩，可止咳平喘，清热利咽，降逆下气。

主　治 哮喘，咳嗽，胸中气逆，咽喉肿痛，呕吐，黄疸，慢性支气管炎等。

后顶 Hòu dǐng

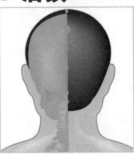

精准定位
在头部，后发际正中直上 5.5 寸（脑户穴上 3 寸）处即是。

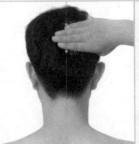

准确找穴
在头部，后发际正中直上 5.5 寸（脑户穴上 3 寸）处即是。

按摩方法 中指指腹按压，左右穴各 1~3 分钟。

功　效 按摩该穴，可益气补中，柔筋止痛，开窍醒神。

主　治 头痛，偏头痛，眩晕，头颈强直，脱发，心烦，失眠，癫痫等。

大椎 Dà zhuī

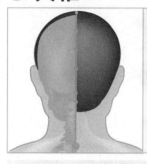

✋ 精准定位

在脊椎后正中线上，第7颈椎棘突下凹陷处即是。

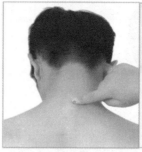

✋ 准确找穴

低头，颈背交界椎骨高突处椎体，下缘凹陷处即是。

按摩方法 大拇指指尖向下，用指腹轻按1~3分钟。

功　效 坚持按摩，可祛风除湿，止咳平喘，增强机体抵御外邪的能力。

主　治 咳嗽，哮喘，颈椎病，肩背疼痛，头痛，腰脊痛，中暑，慢性支气管炎等。

脑户 Nǎo hù

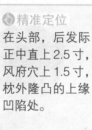

✋ 精准定位

在头部，后发际正中直上2.5寸，风府穴上1.5寸，枕外隆凸的上缘凹陷处。

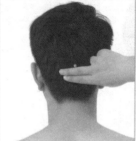

✋ 准确找穴

先找到风府穴，直上约2横指，按到一突起骨性标志上缘凹陷处即是。

按摩方法 两大拇指指尖相互叠加向下，用指腹按揉3~5分钟。

功　效 经常按摩，可息风止痛，柔筋开嗓，开窍醒神。

主　治 眩晕，头重，头痛，颈项僵硬，目不能远视，癫痫等。

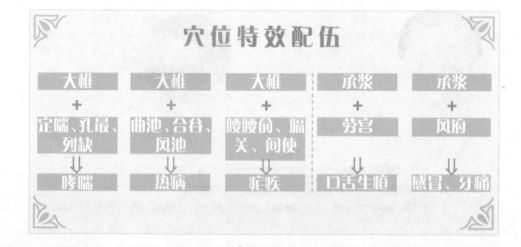

穴位特效配伍

大椎 + 定喘、孔最、列缺 ⇩ 哮喘	大椎 + 曲池、合谷、风池 ⇩ 热病	大椎 + 腰腧俞、膈关、间使 ⇩ 疟疾	承浆 + 劳宫 ⇩ 口舌生疮	承浆 + 风府 ⇩ 感冒、牙痛

强间 Qiáng jiān

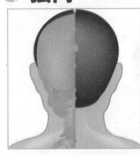

精准定位
在头部，后发际正中直上4寸（脑户穴上1.5寸）处即是。

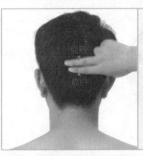

准确找穴
先找到脑户穴，直上2横指处。

按摩方法	中指和示指指腹按揉，每次1~3分钟。
功　效	按摩该穴，可平肝息风，柔筋止痛，升阳益气。
主　治	头痛，目眩，颈项强痛，癫痫，心烦，失眠等。

百会 Bǎi huì

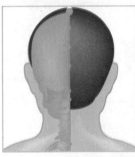

精准定位
在头部，前发际正中直上5寸。

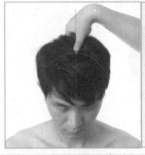

准确找穴
正坐，两耳尖与头正中线相交处，按压有凹陷即是。

按摩方法	两手中指交叠置于该穴，同时用力揉按1~3分钟。
功　效	经常按摩，可平肝息风，补脑安神，补中益气。预防健忘。
主　治	高血压，头痛，中风，眩晕，失眠，健忘，更年期综合征，颈椎病等。

囟会 Xìn huì

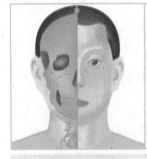

精准定位
位于前正中线上，前发际正中直上2寸。

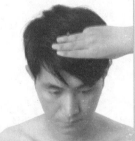

准确找穴
正坐，从前发际正中直上3横指处即是。

按摩方法	两手中指交叠置于该穴，同时用力揉按1~3分钟。
功　效	按摩该穴，可平肝息风，开窍醒脑，清热通络。
主　治	眩晕，惊悸，头痛，面赤暴肿，鼻塞，鼻出血，嗜睡，小儿惊风等。

上星 Shàng xīng

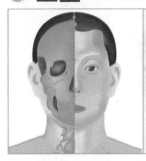

精准定位
在头部，前发际正中直上1寸处处即是。

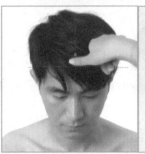

准确找穴
正坐，从前发际正中直上1横指处即是。

按摩方法 两手中指指尖揉按3~5分钟。

功 效 经常按摩，可清热，潜阳，开窍醒脑。

主 治 发热，头痛，眩晕，目赤肿痛，酒糟鼻，鼻出血，鼻炎，脱发，额部皱纹等。

神庭 Shén tíng

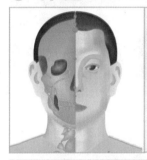

精准定位
在头前部，当前发际正中直上0.5寸。

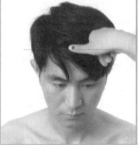

准确找穴
前正中线，直上半指即是。

按摩方法 两手中指指尖揉按3~5分钟。

功 效 长期坚持按摩，可开窍醒脑，安神醒脑。

主 治 失眠，头痛，目赤肿痛，流泪，癫痫，躁狂，烦躁易怒等。

穴位特效配伍

百会	百会	神庭	神庭
+	+	+	+
四神聪、神门、三阴交	养老、足临泣、风池	囟会	对端、承浆
⇩	⇩	⇩	⇩
失眠	美尼尔氏综合征	中风不语	癫痫、呕沫

素髎 Sù liáo

督脉

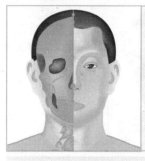

精准定位 在面部，鼻尖正中央。

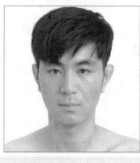

准确找穴 正坐或仰卧，面部鼻尖正中央。

按摩方法 示指或中指指腹按压，左右穴各1~3分钟。

功　效 按摩该穴，能宣通鼻窍，镇静安神，除湿降浊。

主　治 鼻炎，鼻息肉，酒糟鼻，鼻窍不通，鼻出血，低血压，惊厥，昏迷，小儿惊风等。

水沟 Shuǐ gōu

督脉

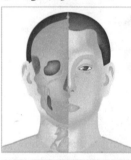

精准定位 在面部，人中沟的上1/3与中2/3交点处。

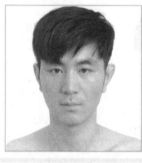

准确找穴 仰卧，面部人中沟上1/3处即是。

按摩方法 示指指腹揉按，每次1~3分钟。

功　效 按摩该穴，能镇惊安神，强腰止痛，清热醒脑。

主　治 昏迷，晕厥，中暑，牙痛，面肿，鼻塞，腰脊强痛，挫闪腰痛等。

兑端 Duì duān

督脉

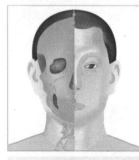

精准定位 在上唇的尖端，人中沟下端的皮肤与上唇的结合处即是。

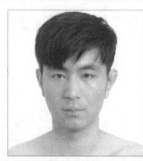

准确找穴 面部人中沟下端的皮肤与上唇的交界处即是。

按摩方法 示指指腹按压，左右穴各1~3分钟。

功　效 常按可清热泻火，消肿止痛，开窍醒神。

主　治 昏迷，晕厥，癫痫，口噤，牙龈痛，鼻塞，口疮臭秽等。

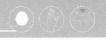

龈交 Yín jiāo

督脉

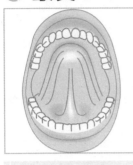

精准定位
在上唇内，上唇系带与上齿龈的相接处。

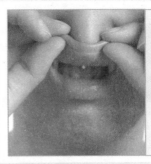

准确找穴
在唇内的正中线上，上唇系带与上牙龈相接处。

（按摩方法）可每天用舌头向上唇内侧顶，即可刺激到龈交穴。
（功　效）按摩该穴，可清热消肿，安神醒脑，防治各种口腔疾病。
（主　治）齿龈肿痛，口臭，齿衄，鼻塞，鼻息肉，面赤颊肿，面部疮癣，两腮生疮等。

哑门 Yǎ mén

督脉

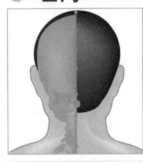

精准定位
位于颈后区，后正中线上，第2颈椎棘突上际凹陷中。

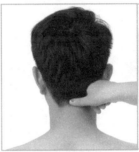

准确找穴
沿脊柱向上，入后发际上半横指处即是。

（按摩方法）拇指指腹点按，左右穴各1~3分钟。
（功　效）经常按摩，可通经络、开神窍，治疗聋哑症。
（主　治）声音嘶哑，舌缓不语，聋哑，精神分裂，咽喉肿痛，呕吐，急性肠胃炎等。

前顶 Qián dǐng

督脉

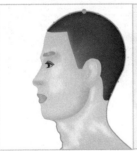

精准定位
在头部正中线上，前发际正中直上3.5寸(百会穴向前1.5寸)。

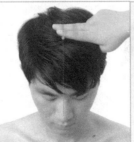

准确找穴
正坐，由百会穴向前2横指处。

（按摩方法）正坐，由百会穴向前2横指处即是。
（功　效）常按可平肝息风，开窍醒脑，清热通络。
（主　治）常按可滋肝补肾，祛风化湿，清头明目。

风府 Fēng fǔ

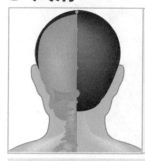

● 精准定位
在颈后区，后发际正中直上1寸，枕外隆凸直下，两侧斜方肌之间凹陷处。

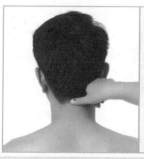

● 准确找穴
沿脊柱向上、入后发际上一横指处即是。

按摩方法 两大拇指指尖相互叠加向下，用指腹按揉 1~3 分钟。

功　效 经常按摩，可平肝息风，清热消肿，清音利嗓。

主　治 头痛，眩晕，鼻塞，咽喉肿痛，中风不语，半身不遂，颈项强痛等。

四神聪 Sì shén cōng

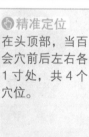

● 精准定位
在头顶部，当百会穴前后左右各1寸处，共4个穴位。

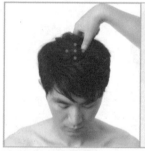

● 准确找穴
先找百会穴，其前后左右各1横指处即是，一共4穴。

按摩方法 两手示指或中指指重叠按压，每穴 1~2 分钟。

功　效 坚持按摩，能够镇静安神，清头明目，醒脑开窍。

主　治 头痛，眩晕，失眠，健忘，癫痫，精神病，脑血管病后遗症等。

当阳 Dāng yáng

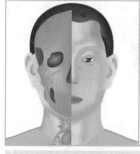

● 精准定位
在头部，瞳孔直上，前发际上1寸处即是。

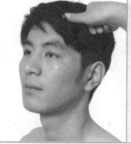

● 准确找穴
直视前方，沿瞳孔垂直向上，自发际直上1横指处即是。

按摩方法 拇指指腹按压，每次左右各 1~3 分钟。

功　效 经常按摩，能够疏风止痛，清头明目，安神补脑。

主　治 失眠，健忘，癫痫，头痛，眩晕等。

🔍 印堂 Yìn táng

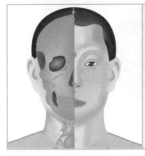

✋ 精准定位
两眉毛内侧端的连线中点处。

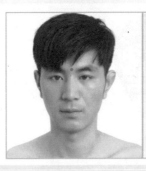

👆 准确找穴
在头部，两眉毛内侧端的中间的凹陷中。

按摩方法	示指或中指指腹点按，每次 100 下。
功　效	经常按压，可息风止痛，调和气血，升清降浊。
主　治	失眠，健忘，癫痫，头痛，眩晕，鼻出血，鼻炎，三叉神经痛，酒糟鼻等。

🔍 鱼腰 Yú yāo

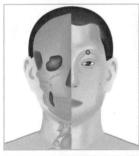

✋ 精准定位
在额部，瞳孔直上，眉毛中。

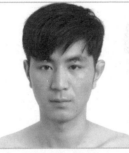

👆 准确找穴
直视前方，从瞳孔直上眉毛中。

按摩方法	中指指腹揉按，每次 1~3 分钟。
功　效	经常按压，可清热消肿，散瘀止痛。
主　治	眼睑瞤动，口眼歪斜，鼻出血，目赤肿痛，视力模糊，三叉神经痛等。

🔍 太阳 Tài yáng

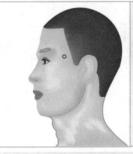

✋ 精准定位
在头部，眉梢与目外眦之间，向后 1 寸的凹陷处即是。

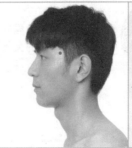

👆 准确找穴
眉梢与目外眦连线中点向后 1 横指，触及一凹陷处即是。

按摩方法	每天临睡前及早晨醒时，可用双手中指指腹揉按，每次左右穴各 1~3 分钟。
功　效	经常按摩，能解除疲劳，振奋精神，提神醒脑。
主　治	头痛，偏头痛，头晕，高血压，眼睛红肿疼痛，眼角鱼尾纹，黄褐斑，慢性肝炎等。

耳尖 ěr jiān

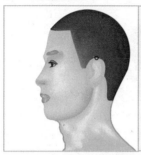

精准定位
在耳区，外耳轮的最高点。

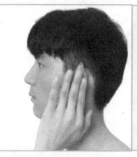

准确找穴
将耳郭折向前方，耳郭上方尖端处即是。

按摩方法 中指指腹轻轻按摩耳尖，每次 3~5 分钟。

功　效 经常按摩，可清热祛风，解痉止痛，通经活络。

主　治 急性结膜炎，睑腺炎，沙眼，头痛，咽喉炎，高热等。

球后 Qiú hòu

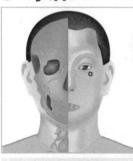

精准定位
在面部，眶下缘外 1/4 上与内 3/4 交界处。

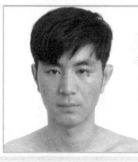

准确找穴
把眼眶下缘分成 4 等份，外 1/4 处即是。

按摩方法 示指指腹轻轻揉按球后，每天早晚各揉按 1 次，每次 1~3 分钟。

功　效 经常按摩，可起到很好的明目效果。

主　治 视神经炎，青光眼，内斜视，青少年近视等各种眼病。

上迎香 Shàng yíng xiāng

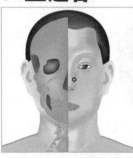

精准定位
在面部，鼻翼软骨与鼻甲的交界处，近鼻唇沟上端处。

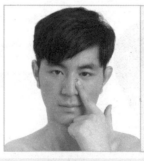

准确找穴
沿鼻侧鼻唇沟台上推，上端尽头凹陷处即是。

按摩方法 中指指腹揉按，每次 1~3 分钟。

功　效 经常按摩，可清热祛风，通窍止痛，通经活络。

主　治 过敏性鼻炎，鼻窦炎，鼻出血，嗅觉减退，头痛，面瘫等。

内迎香 Nèi yíng xiāng

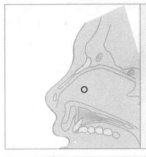

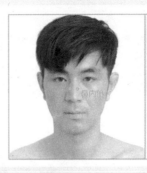

⊕精准定位
在鼻孔内，鼻翼软骨与鼻甲交界的黏膜处。

⊕准确找穴
正坐，在鼻孔内，与上迎香相对处的黏膜上。

[按摩方法] 示指指腹从外部间接按揉，每次1~3分钟。

[功　效] 经常按摩，能够开窍醒神，清热泻火。

[主　治] 头痛，眩晕，目赤肿痛，鼻炎，咽喉炎，中暑等。

聚泉 Jù quán

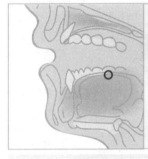

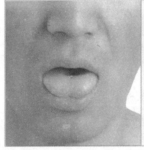

⊕精准定位
在口腔内，舌背正中缝的中点处。

⊕准确找穴
正坐，张口伸舌，在舌正中缝的中点处即是。

[按摩方法] 聚泉在口中，不便按摩，可用三棱针点刺出血。

[功　效] 能够清散风热，祛邪开窍，生津止渴。

[主　治] 咳嗽，哮喘，糖尿病，中风失语等。

保健按摩专家建议 「如何按摩脸部穴位」

　　脸部按摩要求手法要稳定，有节奏感，动作灵活、轻盈、刚劲、柔和，力度要适中，快而有序。脸面部的皮肤特别薄，用力过度可能引起局部松弛与皱纹，损害容貌；尤其是眼部周围的穴位按摩适宜使用力量相对柔弱的中指、无名指的指腹。头部下面多为坚硬的颅骨，可使用力量稍大一些的拇指、示指的指腹，动作应舒缓有力，力度要稳定，不要时轻时重。一般脸部的按摩方向与面部皱纹成直角，但眼角、嘴角周围的皱纹需做环形按摩。

海泉 Hǎi quán

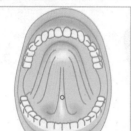

精准定位
在口腔内，舌下系带中点处。

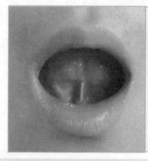

准确找穴
正坐，张口，转卷向后方，下系带中点即是。

按摩方法	海泉在口中，不便按摩，可用三棱针点刺出血。
功 效	可清散风热，祛邪开窍，生津止渴。
主 治	口舌生疮，呕吐，腹泻，高热神昏，咽喉炎，糖尿病等。

金津 Jīn jīn

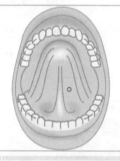

精准定位
在口腔内，舌下系带左侧的静脉上即是。

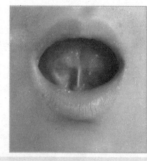

准确找穴
伸出舌头，舌底面，系带左侧的静脉上即是。

按摩方法	金津在口中，不便按摩，可用三棱针点刺出血。
功 效	能够软舌消肿，清散风热，祛邪开窍，生津止渴。
主 治	口腔炎，咽喉炎，扁桃体炎，中风失语，呕吐，腹泻等。

玉液 Yù yè

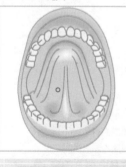

精准定位
在口腔内，舌下系带右侧的静脉上即是。

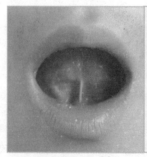

准确找穴
伸出舌头，舌底面，系带右侧的静脉上即是。

按摩方法	玉液在口中，不便按摩，可用三棱针点刺出血。
功 效	可软舌消肿，清散风热，祛邪开窍，生津止渴。
主 治	口腔炎，咽喉炎，扁桃体炎，中风失语，呕吐，腹泻等。

翳明 Yì míng

经外奇穴

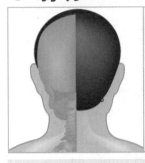

🖐 **精准定位**
在项部，翳风穴后1寸。

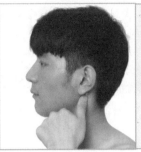

🖐 **准确找穴**
将耳垂向后按，正对耳垂边缘凹陷处，向后1横指处即是。

（按摩方法）双手拇指按摩，每天早晚各1次，每次1~3分钟。

（功　效）坚持按摩，可息风止痛，祛邪开窍，安神明目。

（主　治）远视，近视，白内障，青光眼，耳鸣，头痛，眩晕，失眠，精神病等。

颈百劳 Jǐng bǎi láo

经外奇穴

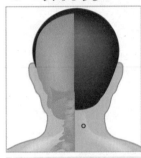

🖐 **精准定位**
在颈部，第7颈椎棘突直上2寸，后正中线旁开1寸。

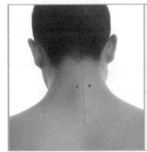

🖐 **准确找穴**
低头，颈背交界椎骨高突处椎体，直上3横指，再旁开1横指处。

（按摩方法）中指指腹揉按，每次1~3分钟。

（功　效）经常按摩，可滋补肺阴，息风止痛，舒筋活络。

（主　治）支气管炎，支气管哮喘，肺结核，颈椎病，盗汗等。

定喘 Dìng chuǎn

经外奇穴

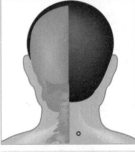

🖐 **精准定位**
在脊柱区，横平第7颈椎棘突下，后正中线旁开0.5寸。

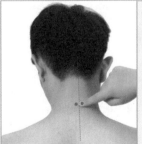

🖐 **准确找穴**
低头，颈背交界椎骨高突处椎体下缘，旁开半横指处即是。

（按摩方法）示指或中指指腹按压，每次2~3分钟。

（功　效）经常按摩，可消喘止咳，息风止痛，舒筋活络。

（主　治）支气管炎，支气管哮喘，百日咳，荨麻疹，肩背软组织疾患，落枕等。

耳部反射区按摩

中医学认为人体是个有机整体，同时每一个局部又是一个小的整体。耳不单纯是一个孤立的听觉器官，它与经络、脏腑有着密切关系。身体各部分相应的反射区在耳郭的分布像一个倒置的胎儿。一般来说，与面部相应的穴位分布在耳垂，与上肢相应的穴位分布于耳周，与下肢及躯干相应的穴位分布于对耳轮和对耳轮上、下脚，与内脏相应的穴位集中在耳甲艇和耳甲腔内。

耳部常用按摩方法

自身耳郭按摩法

包括全耳按摩、手摩耳轮和提捏耳垂。全耳按摩是用两手掌心依次按耳郭腹背两侧至耳郭充血发热为止；手摩耳轮是两手握空拳，以拇指、示指沿外耳轮上下来回按摩至耳轮充血发热为止；提捏耳垂是用两手由轻到重提捏耳垂3~5分钟。

耳郭穴位按摩法

医生用压力棒点压或揉按耳穴，也可将拇指对准耳穴，示指对准与耳穴相对应的耳背侧，用拇指和示指掐按。

耳部常用反射区

耳中
主治：呃逆、皮肤瘙痒、小儿遗尿、胃痛。
直肠
主治：腹泻、便秘、脱肛、痔疮。
尿道
主治：尿频、尿急、尿痛、尿潴留。
外生殖器
主治：睾丸炎、附睾丸炎、外阴瘙痒。
肛门
主治：肛裂。
耳尖
主治：发热、高血压、急性结膜炎。

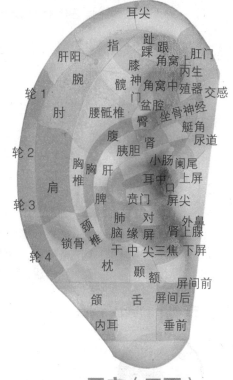

耳穴（正面）

肝阳
主治：头晕头痛、高血压。
轮1、轮2、轮3、轮4
主治：扁桃体炎、上呼吸道感染、发热。
指
主治：手指外伤疼痛，关节炎，手指麻木。
腕
主治：腕部扭伤，疼痛。

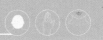

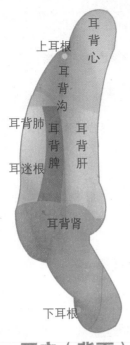

耳穴（背面）

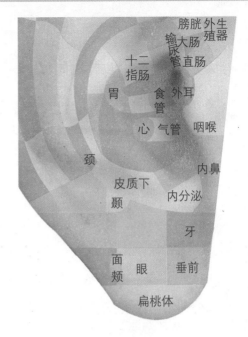

耳穴（内侧面）

肩
主治：肩关节疼痛，肩关节周围炎，胆石。
锁骨
主治：相应关节疼痛，无脉症，急性阑尾炎。
跟
主治：足跟痛，跟骨骨质增生。
踝
主治：踝关节扭伤。
膝
主治：膝部肿痛，关节炎，膝关节滑囊炎。
髋
主治：臀部疼痛，坐骨神经痛。
坐骨神经
主治：坐骨神经痛，腰痛。
交感
主治：胃痛，会阴部疼痛不适，胃肠痉挛。
臀
主治：臀骶痛，坐骨神经痛。
腹
主治：腹胀，腹痛，腹泻。
腰骶椎
主治：腰骶痛，坐骨神经痛，腹痛。

胸
主治：胸胁痛，乳腺炎，产后缺乳，经前紧张症，胸肋部带状疱疹。
胸椎
主治：胸背痛及同胸区疾病。
颈
主治：落枕，颈椎病，头昏，耳鸣。
颈椎
主治：落枕，颈椎病。
角窝上
主治：高血压。
内生殖器
主治：月经不调，痛经，带下，遗精，阳痿。
角窝中
主治：哮喘。
神门
主治：睑腺炎，妊娠性呕吐，急性腰扭伤。
盆腔
主治：急慢性盆腔炎。
外鼻
主治：鼻炎，鼻疖，鼻塞，单纯性肥胖。

肾上腺
主治：低血压，风湿性关节炎，腮腺炎。

内鼻
主治：鼻炎，上颌窦炎，感冒，副鼻窦炎。

咽喉
主治：急性咽炎，扁桃体炎。

外耳
主治：耳鸣，眩晕，听力减退。

额
主治：头昏，头疼，失眠，多梦。

颞
主治：偏头疼，眩晕，耳鸣，听力减退。

枕
主治：晕动症，头疼，恶心。

脑干
主治：后头痛，眩晕，假性近视。

口
主治：口腔溃疡，胆囊炎，胆石症。

食管
主治：恶心，呕吐，食道炎，吞咽困难，胸闷。

贲门
主治：食欲不振，贲门痉挛，神经性呕吐，胃痛。

胃
主治：消化不良，牙痛，胃痛，失眠。

十二指肠
主治：十二指肠溃疡，胆囊炎，胆石症，上腹痛。

小肠
主治：心律不齐，咽痛，腹痛，腹泻。

大肠
主治：腹泻，便秘，痤疮，咳嗽。

阑尾
主治：阑尾炎。

膀胱
主治：后头痛，坐骨神经痛，膀胱炎。

肾
主治：耳鸣，腰痛，遗尿，遗精。

输尿管
主治：输尿管结石绞痛。

胰胆
主治：胁痛，胁部带状疱疹，胆囊炎，胆石症。

肝
主治：肝郁胁痛，高血压，青光眼。

艇中
主治：胆管蛔虫病，腹胀，醉酒。

脾
主治：眩晕，纳呆，腹泻。

心
主治：心血管系统疾病，声嘶，癔症，无脉症。

气管
主治：咳嗽，哮喘，面瘫。

肺
主治：呼吸系统疾病，皮肤病，单纯性肥胖。

三焦
主治：上肢三焦经部位疼痛，单纯性肥胖。

内分泌
主治：间日疟，经前紧张症，更年期综合征。

眼
主治：结膜炎，青光眼，近视，睑腺炎等。

扁桃体
主治：急性扁桃体炎。

牙
主治：牙痛，低血压。

面颊
主治：三叉神经痛，口眼歪斜，痤疮等。

舌
主治：舌痛，口腔溃疡。

颌
主治：牙痛，下颌淋巴结炎。

内耳
主治：内耳眩晕症，耳鸣，听力减退。

耳背心
主治：失眠、高血压。

耳背肺
主治：皮肤瘙痒、咳嗽。

耳背脾
主治：胃痛、消化不良、腹胀。

耳背肝
主治：胆囊炎、胆石症、失眠。

耳背肾
主治：头晕、头痛、神经衰弱、月经不调。

耳背沟
主治：高血压、皮肤瘙痒。

上耳根
主治：哮喘、鼻出血。

下耳根
主治：哮喘、低血压。

耳迷根
主治：鼻塞、心动过速、胆囊炎、胆石症。

第三章

胸、腹部穴位
XIONG FU BU XUE WEI

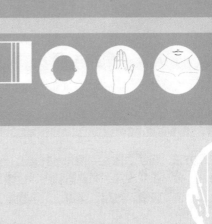

胸腹部是人体的五脏六腑（除肾）的所在地，在这样一个空间内，人体内脏腑器官要协调互动，运化水谷精微，排出糟粕，维持人体正常的新陈代谢。其实胸腹部的养生，就是养人体的一身正气，并使之流动正常。所以，坚持按摩胸腹部的穴位对身体非常有益。

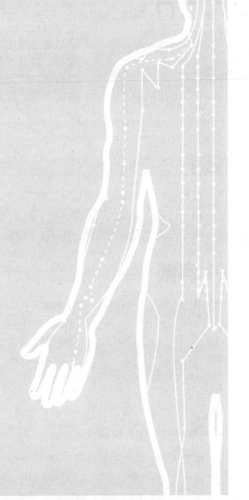

中府 Zhōng fǔ

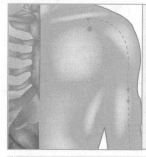

精准定位
胸部，锁骨下窝外侧，横平第1肋骨间隙处，前正中线旁开6寸处即是。

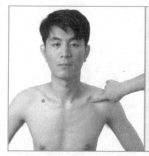

准确找穴
正立，双手叉腰，锁骨外侧端下方的三角形凹陷处即为云门穴，云门穴下一指即是该穴。

按摩方法	右手示指、中指和无名指三指并拢，顺时针方向按揉左侧穴位，再换右侧。
功　效	按摩该穴，可清泻肺热、止咳平喘、通经活络。
主　治	咳嗽，气喘，胸痛，胸中烦满，肩背痛，支气管炎，肺炎，肺结核。

云门 Yún mén

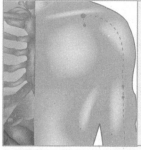

精准定位
胸部，锁骨下窝凹陷处，肩胛骨喙突内缘，距离前正中线6寸。

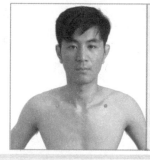

准确找穴
正立，双手叉腰，锁骨外侧端下方的三角形凹陷的中点处即是该穴。

按摩方法	用中指指腹按压对侧穴位，顺时针和逆时针交替按揉，每次按揉1~2分钟。
功　效	按摩该穴，可止咳平喘、清肺理气、泻四肢热。
主　治	咳嗽，气喘，胸痛，肩痛，肩关节内侧痛，胸中烦痛，肺炎，肺结核等。

肩髃 Jiān yú

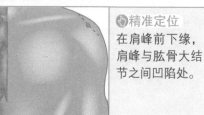

精准定位
在肩峰前下缘，肩峰与肱骨大结节之间凹陷处。

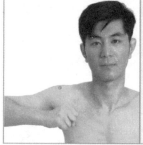

准确找穴
正坐，上臂平举与肩同高，另一手中指按压肩尖下，肩前呈现凹陷处即是。

按摩方法	中指指腹点揉或按压，以产生酸麻胀的感觉为度。
功　效	坚持按压，可疏风活络，调和气血，消肿散结。
主　治	上肢不遂，肩周炎，手臂挛急，颈淋巴结炎，皮肤瘙痒等。

缺盆 Quē pén

足阳明胃经

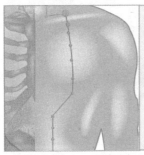

精准定位
在颈外侧区，锁骨上大窝，锁骨上缘凹陷中，前正中线旁开4寸处即是。

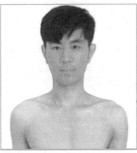

准确找穴
正坐，乳中线直上锁骨上方有一凹陷，凹陷中点按压有酸胀感处即是。

按摩方法 大拇指沿缺盆、气户、库房、屋翳、膺窗从上往下推，每次1~3分钟。

功 效 经常按摩，能宽胸利膈，止咳平喘，消肿止痛。

主 治 咳嗽，气管炎，胸胁痛，咽喉肿痛，慢性咽炎等。

气户 Qì hù

足阳明胃经

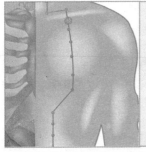

精准定位
在胸部，当锁骨中点下缘，前正中线旁开4寸。

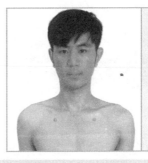

准确找穴
正坐仰靠，乳中线与锁骨下缘相交的凹陷中，按压有酸胀感处。

按摩方法 拇指指腹按压，左右穴各1~3分钟。

功 效 经常按摩，可清热宽胸，止咳平喘。

主 治 咳逆上气，喘息，胸背部或胸胁支满，呃逆等。

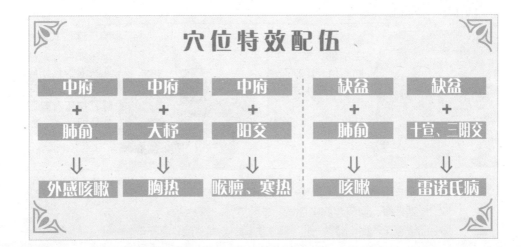

穴位特效配伍

中府	中府	中府	缺盆	缺盆
+	+	+	+	+
肺俞	大杼	阳交	肺俞	十宣、三阴交
⇩	⇩	⇩	⇩	⇩
外感咳嗽	胸热	喉痹、寒热	咳嗽	雷诺氏病

库房 Kù fáng

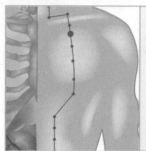
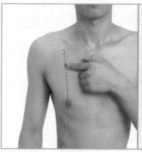

精准定位
在胸部,当第1肋间隙,距前正中线旁开4寸。

准确找穴
正坐或仰卧,从乳头沿垂直线向上推3个肋间隙,按压有酸胀感处即是。

按摩方法	手指指腹按压,左右穴各1~3分钟。
功 效	坚持按摩,可理气宽胸,清热化痰。
主 治	咳嗽,气喘,胸满气逆,胸肋胀痛,咳脓血等。

屋翳 Wū yì

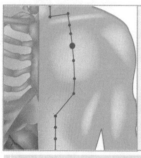
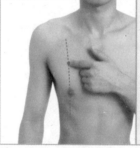

精准定位
在胸部,当第2肋间隙,距前正中线旁开4寸。

准确找穴
正坐或仰卧,从乳头沿垂直线向上推2个肋间隙,按压有酸胀感处即是。

按摩方法	手指指腹按压,左右穴各1~3分钟。
功 效	按摩这个穴位,能散化胸部之热,止咳化痰。
主 治	呃逆上气,唾浊沫脓血,身体肿痛,皮肤痛,肋间神经痛等。

膺窗 Yīng chuāng

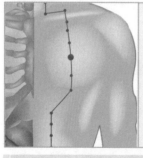
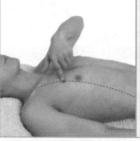

精准定位
在胸部,当第3肋间隙,距前正中线旁开4寸。

准确找穴
正坐或仰卧,从乳头沿垂直线向上推1个肋间隙,按压有酸胀感处即是。

按摩方法	手指指腹按压,左右穴各1~3分钟。
功 效	长期按摩,可疏泄胸中郁气,丰胸美颜。
主 治	口咳嗽、气喘、胸满气短、胸肋胀痛、乳痈寒热、卧不安等。

乳中 Rǔ zhōng

足阳明胃经

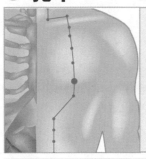

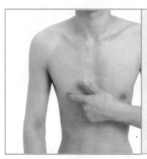

精准定位
在胸部，第4肋间隙，乳头中央，前正中线旁开4寸处即是。

准确找穴
在胸部，乳头中央处即是。

按摩方法	中指或示指指腹按压，力度稍轻，左右穴各1~3分钟。
功　效	按摩该穴，能理气醒神，产妇进行按摩能增多乳汁。
主　治	猝癫疾，小儿暴痫，中暑，热渴，胞衣不下。

乳根 Rǔ gēn

足阳明胃经

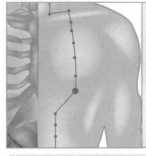

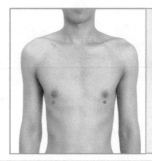

精准定位
在胸部，乳头直下，当第5肋间隙，前正中线旁开4寸。

准确找穴
正坐或仰卧，从乳头直向下推1个肋间隙，按压有酸胀感处。

按摩方法	双手手指指腹按压，力度要轻，每日早晚按摩。
功　效	坚持按摩，能燥化脾湿，止咳平喘，紧实胸部，通乳化瘀。
主　治	胸闷，胸痛，臂肿痛，咳嗽，呃逆，噎膈，乳汁分泌不足，乳房肿痛等。

不容 Bù róng

足阳明胃经

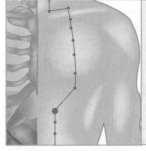

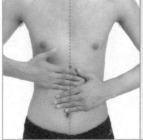

精准定位
在上腹部，当脐中上6寸，前正中线旁开2寸。

准确找穴
仰卧，从肚脐向上两个4横指，再水平旁开3横指，按压有酸胀感处即是。

按摩方法	双手手中指指腹按压，力度要轻，每日按摩2次。
功　效	按摩该穴可调中和胃，理气止痛。
主　治	胃痛，呕吐，食欲不振，腹胀，口干，胁下痛等。

承满 Chéng mǎn

足阳明胃经

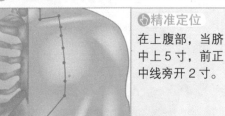

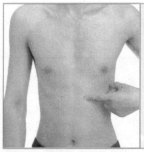

精准定位 在上腹部，当脐中上5寸，前正中线旁开2寸。

准确找穴 仰卧，先找到不容穴，垂直向下量1横指，按压有酸胀感处即是。

按摩方法 手指指腹按压，力度较轻，左右穴各1~3分钟。

功　效 经常按摩，可和胃理气，降逆止呕。

主　治 腹胀肠鸣，食欲不振，气逆上喘，呕吐，十二指肠溃疡，胃神经痛等。

梁门 Liáng mén

足阳明胃经

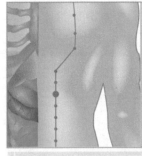

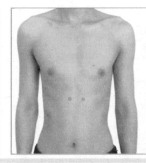

精准定位 在上腹部，当脐中上4寸，前正中线旁2寸。

准确找穴 仰卧，取肚脐与剑胸联合（胸部和腹部交界处）连线的中点，再水平旁开3横指处即是。

按摩方法 中指指腹按压，左右穴各1~3分钟。

功　效 经常按摩，能改善消化吸收功能。

主　治 呕吐，急慢性胃炎，腹胀，食欲不振，便溏，消化不良，十二指肠溃疡等。

关门 Guān mén

足阳明胃经

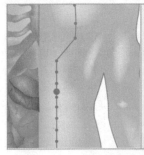

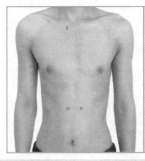

精准定位 在上腹部，当脐中上3寸，前正中线旁开2寸。

准确找穴 仰卧，从肚脐沿前正中线向上量4横指，再水平旁开3横指处即是。

按摩方法 中指指腹按压，左右穴各1~3分钟。

功　效 经常按摩，可调理肠胃，利水消肿。

主　治 胃痛，呕吐，腹部闷满，食欲不振，肠鸣，积气，腹水，身肿，便秘，遗尿等。

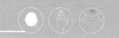

太乙 Tài yǐ

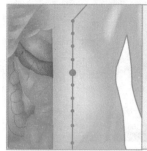

精准定位
在上腹部,当脐中上2寸,前正中线旁开2寸。

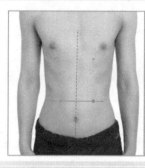

准确找穴
仰卧,从肚脐沿前正中线向上量3横指,再水平旁开3横指处。

按摩方法	中指指腹按压,每次1~3分钟。
功 效	经常按摩,能除湿散热,清痰开窍,镇静安神。
主 治	心烦,食欲不振,呕吐,腹胀,胃痛,急性肠胃炎,肠鸣,食欲不振等。

滑肉门 Huá ròu mén

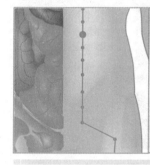

精准定位
在上腹部,当脐中上1寸,前正中线旁开2寸。

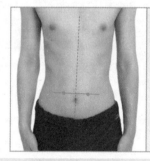

准确找穴
仰卧,从肚脐沿前正中线向上量1横指,再水平旁开3横指处。

按摩方法	每天坚持用手掌推按,左右穴各1~3分钟。
功 效	经常按摩,能平肝降逆,调理肠胃,通经活络。
主 治	胃痛,食欲不振,呕吐,腹胀,肠鸣,月经不调等。

天枢 Tiān shū

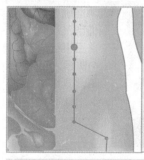

精准定位
在腹部,横平肚脐中央,前正中线旁开2寸处。

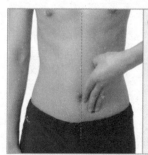

准确找穴
仰卧,肚脐旁开3横指,按压有酸胀感处即是。

按摩方法	中间三指指腹按压,左右穴各1~3分钟。
功 效	坚持按摩,可调中和胃,理气健脾。
主 治	腹痛,肠鸣,便秘,腹泻,月经不调,黄疸,阑尾炎,慢性肠炎等。

外陵 Wài líng

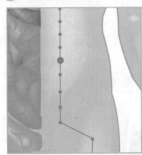

精准定位

在下腹部，脐中下1寸。前正中线旁开2寸。

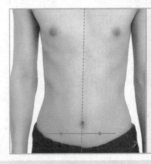

准确找穴

仰卧，从肚脐沿前正中线向下量1横指，再水平旁开3横指处即是。

按摩方法	手指指腹按揉，每次1~3分钟。
功　效	经常按摩，可和胃化湿，理气止痛，治疗腹胀腹痛。
主　治	胃脘痛，腹痛，腹胀，疝气，痛经等。

大巨 Dà jù

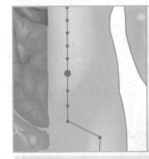

精准定位

在下腹部，脐中下2寸，前正中线旁开2寸。

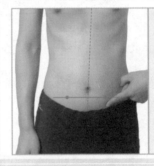

准确找穴

仰卧，从肚脐沿前正中线向下量3横指，再水平旁开3横指处。

按摩方法	手指指腹按揉，每次1~3分钟。
功　效	经常按摩，可调肠胃，固肾气，宁心安神。
主　治	小腹胀满，小便不利，便秘，疝气，遗精早泄，阳痿等。

水道 Shuǐ dào

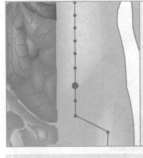

精准定位

在下腹部，脐中下3寸，前正中线旁开2寸处。

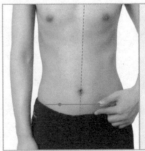

准确找穴

仰卧，从肚脐沿前正中线向下量4横指，再水平旁开3横指处。

按摩方法	手指指腹按揉，每次1~3分钟。
功　效	按摩该穴，能调经止痛，利尿，治各种水肿病。
主　治	腰背强直，小腹胀满，痛经，小便不利，慢性盆腔炎，肾炎，膀胱炎，腹水等。

归来 Guī lái

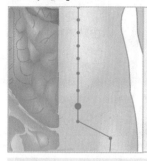

精准定位

在下腹部，脐中下4寸，前正中线旁开2寸。

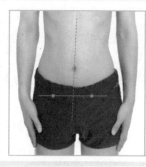

准确找穴

仰卧，从耻骨联合上缘沿前正中线向上量1横指，再水平旁开3横指处即是。

按摩方法 坚持长期用中间三指指腹按压，左右穴各1~3分钟。

功 效 按摩该穴，可活血化瘀，调经止痛。

主 治 腹痛，疝气，更年期综合征，月经不调，痛经，白带过多，附件炎等。

气冲 Qì chōng

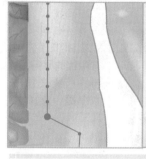

精准定位

在腹股沟区，耻骨联合（左右两块耻骨在骨盆前正中连接处）上缘，前正中线旁开2寸，动脉搏动处。

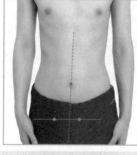

准确找穴

仰卧，从耻骨联合上缘中点水平旁开3横指处。

按摩方法 双手示指指腹由内向外按压，每次1~3分钟，每日2次。

功 效 经常按摩，可行气止痛，舒筋，通络活络。

主 治 腹胀满，腹痛，腹水，阳痿，疝气，阴茎痛，月经不调，腰痛等。

府舍 Fǔ shè

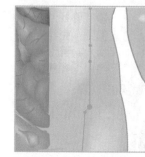

精准定位

在下腹部，脐中下4寸，中门穴上方0.7寸，前正中线旁开4寸处即是。

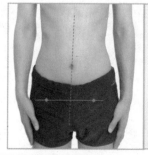

准确找穴

肚脐沿前正中线向下量5横指，再水平旁开5横指处即是。

按摩方法 示指和中指并拢，以指腹按揉穴位，每天早晚各1次。

功 效 经常按摩，可行气止痛，消肿散结。

主 治 腹满积聚，腹中肿块，疝气，心腹烦满，吐泻等。

腹结 Fù jié

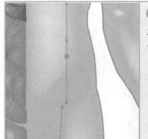

精准定位

在下腹部，脐中下 1.3 寸，前正中线旁开 4 寸。

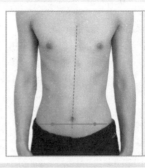

准确找穴

在肚脐中央向下 1.3 寸，乳头直下处即是。

按摩方法	大拇指指腹揉按，左右穴各 1~3 分钟。
功 效	经常按摩，能行气，和胃止痛，防治腹部结聚不通之症。
主 治	绕脐腹痛，腹寒泻痢，胁肋痛，咳逆上气等。

大横 Dà héng

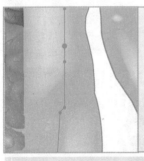

精准定位

在腹中部，脐中旁开 4 寸。

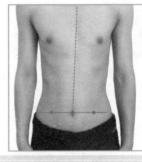

准确找穴

正立或仰卧，由乳头向下作与前正中线的平行线，再由脐中央作一水平线，交点处即是。

按摩方法	两手中指指端垂直下压、揉按，每天早晚各 1 次。
功 效	常按可治腹泻、便秘，还能缓解食欲不振、肥胖等症。
主 治	腹泻，便秘，腹痛，腹部肥胖等。

腹哀 Fù āi

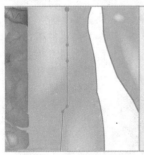

精准定位

在上腹部，当脐中上 3 寸，前正中线旁开 4 寸。

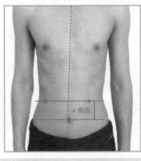

准确找穴

仰卧，先找到大横穴，再沿乳中线向上 4 横指，即是本穴。

4 横指

按摩方法	手指指腹按压，左右穴各 1~3 分钟。
功 效	经常按摩，能够治疗腹部各种伤痛。
主 治	消化不良，腹中痛，便脓血，便秘，痢疾等。

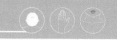

食窦 Shí dòu

足太阴脾经

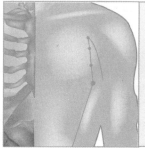

精准定位
在胸部，当第5肋间隙，前正中线旁开6寸。

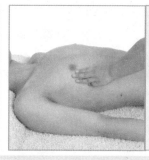

准确找穴
仰卧，乳头旁开3横指，再向下1个肋间隙处。

按摩方法 大拇指指腹按压，左右穴各1~3分钟。

功　效 按摩该穴，可行气止痛，宣肺平喘，利水消肿。

主　治 胸胁胀痛，胸膜炎，食积，反胃，腹胀，水肿等。

天溪 Tiān xī

足太阴脾经

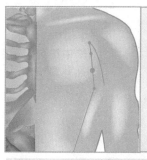

精准定位
在胸部，当第4肋间隙，前正中线旁开6寸。

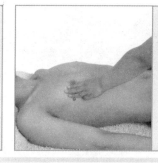

准确找穴
仰卧，乳头旁开3横指，乳头所在肋间隙即是。

按摩方法 大拇指指腹按压，左右穴各1~3分钟。

功　效 经常按摩，可降逆和胃，宽胸理气，止咳通乳。

主　治 胸胁疼痛，呃逆，咳嗽，乳房肿痛，乳汁不足等。

胸乡 Xiōng xiāng

足太阴脾经

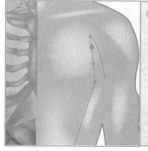

精准定位
在胸部，当第3肋间隙，前正中线旁开6寸。

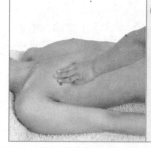

准确找穴
仰卧，乳头旁开3横指，再向上1个肋间隙处。

按摩方法 大拇指指腹按揉，每次1~3分钟。

功　效 经常按摩，可宣肺止咳，理气止痛，通经活络。

主　治 呃逆，咳嗽，胸胁胀痛，胸膜炎，支气管炎，肋间神经痛等。

周荣 Zhōu róng

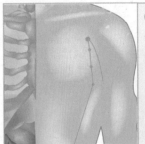

精准定位
在胸部，第2肋间隙，前正中线旁开6寸。

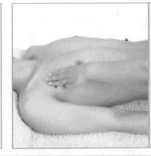

准确找穴
仰卧，乳头旁开3横指，再向上2个肋间隙处。

按摩方法	中间三指并拢揉按，每天早晚各1次。
功　效	按摩该穴，可宣肺止咳，理气止痛。
主　治	咳嗽，气逆，胸胁胀满，食欲不振，胁肋痛等。

大包 Dà bāo

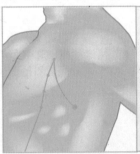

精准定位
在胸外侧，腋中线上，当第6肋间隙处。

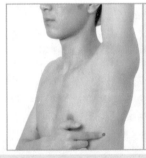

准确找穴
正坐侧身或仰卧，沿腋中线自上而下摸到第6肋间隙处即是。

按摩方法	双手互抱胸前，用中指指尖揉按，每天早晚各1次。
功　效	按摩该穴，可调血养经，宣肺理气，宽胸益脾。
主　治	气喘，咳嗽，胸闷，心内膜炎，胸膜炎，肋间神经痛，四肢无力等。

横骨 Héng gǔ

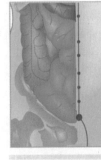

精准定位
在下腹部，脐中下5寸，前正中线旁开0.5寸。

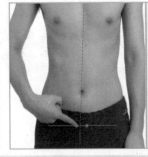

准确找穴
仰卧，摸到耻骨联合的上缘，再旁开半横指处。

按摩方法	双手四指轻压、揉摸，每次1~3分钟。
功　效	经常按摩，可温经散寒，补益心肾。治疗泌尿生殖系统疾病。
主　治	腹胀，小腹疼痛，小便不通，便秘，泄泻，外生殖器肿痛，盆腔炎，附件炎等。

大赫 Dà hè

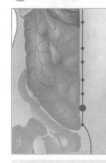

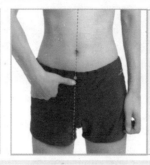

精准定位
在下腹部，脐中下4寸，前正中线旁开0.5寸。

准确找穴
仰卧，先找到横骨穴，向上1横指处即是。

按摩方法	双手四指轻压、揉摸3~5分钟。
功 效	按摩该穴，可调补肝肾，温经散寒，健脾利湿。
主 治	阳痿，早泄，遗精，阴茎短缩，女性赤白带下，子宫脱垂，盆腔炎等。

气穴 Qì xué

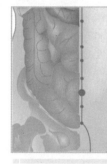

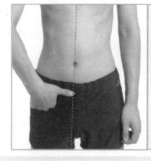

精准定位
下腹部，脐中下3寸，前正中线旁开0.5寸。

准确找穴
仰卧，肚脐下4横指处，再旁开半横指处即是。

按摩方法	双手四指轻压、揉摸，每次1~3分钟。
功 效	经常按摩，可补益充任，调补肝肾，健脾利湿。
主 治	月经不调，痛经，赤白带下，小便不通，泄泻，痢疾，男性遗精，阳痿等。

四满 Sì mǎn

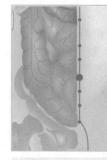

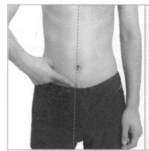

精准定位
在下腹部，脐中下2寸，前正中线旁0.5寸。

准确找穴
仰卧，肚脐下3横指处，再旁开半横指处即是。

按摩方法	中指指腹揉按，每次1~3分钟。
功 效	经常按摩，可健脾利湿，温经散寒，缓急止痛，治各种妇科病。
主 治	月经不调，崩漏，带下，不孕，产后恶露不净，便秘，水肿，肠炎等。

中注 Zhōng zhù

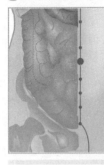

⊕精准定位
在下腹部，脐中下1寸，前正中线旁开0.5寸。

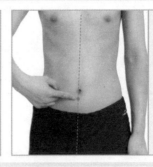

⊕准确找穴
仰卧，肚脐下1横指处，再旁开半横指处即是。

按摩方法	中指指腹按压，左右穴各1~3分钟。
功　效	按摩该穴，可补脾益肾，温经散寒，缓急止痛。
主　治	咳嗽，哮喘，咽喉肿痛，多痰，甲状腺肿大，腹胀，便秘，腰腹疼痛等。

肓俞 Huāng shū

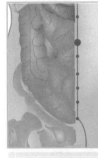

⊕精准定位
在腹中部，当脐中旁开0.5寸。

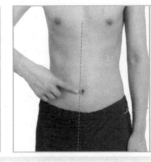

⊕准确找穴
仰卧，肚脐旁开半横指处即是。

按摩方法	中指指尖稍用力揉按或用指腹从上向下推按，每天2次，每次3~5分钟。
功　效	经常按摩，可除脂散热，理气止痛，和胃止呕。
主　治	腹痛绕脐，呕吐，腹胀，痢疾，泄泻，便秘，疝气，月经不调，腰脊痛等。

商曲 Shāng qū

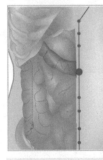

⊕精准定位
在上腹部，脐中上2寸，前正中线旁开0.5寸。

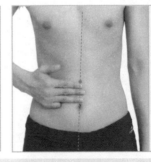

⊕准确找穴
仰卧，肚脐上3横指处，再旁开半横指处即是。

按摩方法	双手示指分别扣压在各自中指上，顺时针轻轻按揉该穴，每次1~3分钟。
功　效	长期坚持按摩，可理气止痛，健脾益气。
主　治	腹痛绕脐，腹胀，呕吐，泄泻，便秘，痢疾，肠炎等。

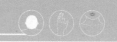
石关 Shí guān

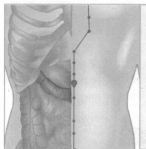

精准定位
在上腹部，脐中上3寸，前正中线旁开0.5寸。

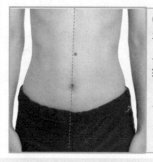

准确找穴
在上腹部，脐中上3寸，前正中线旁开0.5寸。

按摩方法	手指指腹按压，左右穴各1~3分钟。
功　效	经常按摩，能降逆止呕，温肾助阳，治疗各种腹部疾病。
主　治	脾胃虚寒，胃痉挛，消化不良，口吐清涎，呕吐，腹痛，便秘，肠炎等。

阴都 Yīn dōu

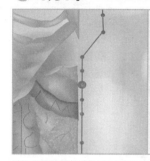

精准定位
在上腹部，脐中上4寸，前正中线旁开0.5寸。

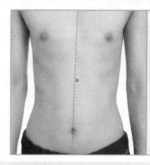

准确找穴
仰卧，剑胸联合（胸部和腹部交界处）与肚脐连线中点，再旁开半横指处即是。

按摩方法	拇指指腹从上向下推摩，左右穴各1~3分钟。
功　效	经常按摩，可温肾助阳，理气止痛，健脾益气。还可治疗疟疾。
主　治	疟疾，哮喘，腹胀，肠鸣，腹痛，便秘，女性不孕，胸胁满等。

穴位特效配伍

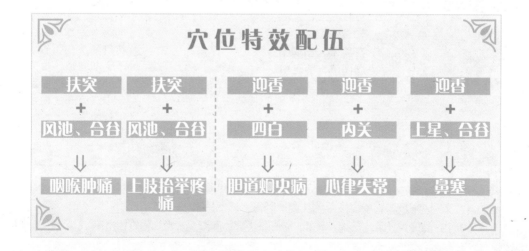

扶突 + 风池、合谷 ⇩ 咽喉肿痛	扶突 + 风池、合谷 ⇩ 上肢抬举疼痛	迎香 + 四白 ⇩ 胆道蛔虫病	迎香 + 内关 ⇩ 心律失常	迎香 + 上星、合谷 ⇩ 鼻塞

腹通谷 Fù tōng gǔ

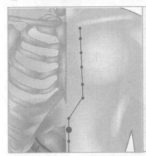

⊕精准定位

在上腹部，脐中上5寸，前正中线旁开0.5寸。

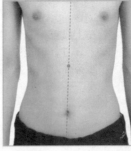

⊕准确找穴

仰卧，剑胸联合（胸部和腹部交界处）与肚脐连线中点，直上1横指，再旁开半横指处即是。

按摩方法 双手手掌摩，每次3~5分钟。

功　效 按摩该穴，可清降浊气，健脾除湿。

主　治 腹痛，腹胀，呕吐，口角㖞斜，口吐清涎，心痛，胸痛，急、慢性胃炎等。

幽门 Yōu mén

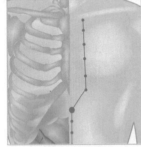

⊕精准定位

在上腹部，脐中上6寸，前正中线旁开0.5寸。

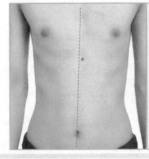

⊕准确找穴

仰卧，肚脐上8横指，再旁开半横指处即是。

按摩方法 示指、中指指腹推按，左右穴各1~3分钟。

功　效 常按可温经散寒，理气止痛，温阳固涩。

主　治 腹痛，妊娠呕吐，消化不良，泄泻，腹胀满，泻痢脓血，胃痛，胃溃疡。

步廊 Bù láng

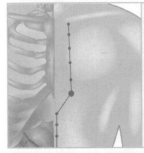

⊕精准定位

在胸部，当第5肋间隙，前正中线旁开2寸。

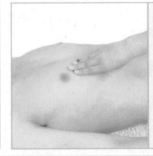

⊕准确找穴

自乳头向下摸1个肋间隙，由该肋间隙中向前正中线旁开3横指处即是。

按摩方法 示指、中指指腹推按，左右穴各1~3分钟。

功　效 经常按摩，能止咳平喘，调理肠胃，清热解毒。

主　治 胸痛，咳嗽，气喘，鼻塞，肋间神经痛，胸膜炎，急、慢性胃炎等。

神封 Shén fēng

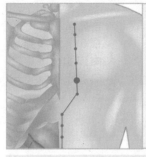

精准定位
在胸部，当第4肋间隙，前正中线旁开2寸。

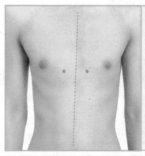

准确找穴
平乳头的肋间隙中，由前正中线旁开3横指处。

按摩方法	双手的四指并拢，轻按于穴处，一按一放，持续1~3分钟。
功　效	经常按摩，能止咳平喘，疏肝理气，化积消滞。
主　治	咳嗽，气喘，胸胁胀满，呕吐，乳腺炎，胸膜炎，支气管炎等。

灵墟 Líng xū

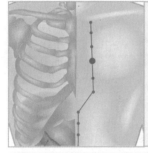

精准定位
在胸部，当第3肋间隙，前正中线旁开2寸。

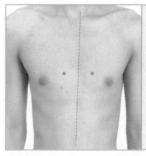

准确找穴
自乳头垂直向上推1个肋间隙，该肋间隙中，由前正中线旁开3横指处即是。

按摩方法	中指指腹揉按，每次3~5分钟。
功　效	经常按摩，可疏风止咳，祛痰平喘，消肿散结，治疗胸胁胀痛。
主　治	咳嗽，气喘，痰多，胸胁胀痛，呕吐，乳痈，肋间神经痛，胸膜炎等。

神藏 Shén cáng

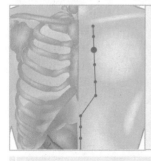

精准定位
在胸部，当第2肋间隙，前正中线旁开2寸。

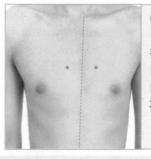

准确找穴
自乳头垂直向上推2个肋间隙，由该肋间隙中，向前正中线旁开3横指处即是。

按摩方法	示指、中指指腹推按，左右穴各1~3分钟。
功　效	坚持长期按摩，可以止咳平喘，理气止痛，健脾和胃。
主　治	咳嗽，气喘，胸痛，烦满，支气管炎，呕吐，肋间神经痛，胸膜炎等。

彧中 Yù zhōng

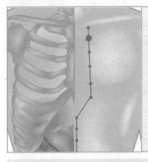

精准定位

在胸部,当第1肋间隙,前正中线旁开2寸。

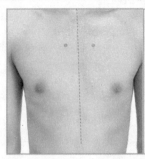

准确找穴

自乳头垂直向上推3个肋间隙,由该肋间隙中,向前正中线旁开3横指处即是。

按摩方法	中指指腹按压,每次3~5分钟。
功　效	经常按摩,可止咳平喘,理气除满,健脾开胃。
主　治	咳嗽,气喘,胸胁胀满,食欲不振,胸膜炎,肋间神经痛,支气管炎等。

俞府 Shū fǔ

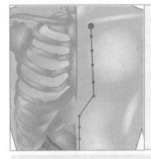

精准定位

在胸部,锁骨下方,当锁骨与第1肋之间的凹陷处,前正中线旁开2寸。

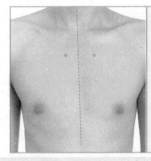

准确找穴

锁骨下可触及一凹陷,在此凹陷中,前正中线旁开3横指处即是。

按摩方法	大拇指指尖垂直按揉,每天早晚各按1次,每次3~5分钟。
功　效	经常按摩,可止咳平喘,理气止痛,健脾和胃。
主　治	咳逆上气,呕吐,胸满,胸中痛,胸膜炎,肋间神经痛,支气管炎等。

天池 Tiān chí

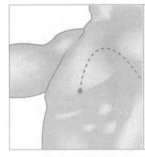

精准定位

在胸部,当第4肋间隙,乳头外1寸,前正中线旁开5寸。

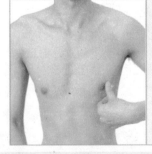

准确找穴

仰卧,自乳头沿水平线向外侧旁开1横指,按压有酸胀感处。

按摩方法	大拇指指尖垂直按揉,每天早晚各1次,每次1~3分钟。
功　效	常按可疏肝理气,止咳平喘,养心安神。
主　治	胸闷,心烦,咳嗽,痰多,气喘,胸痛,腋下肿痛,乳汁分泌不足,乳腺炎等。

渊腋 Yuān yè
足少阳胆经

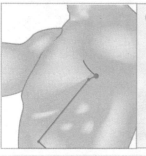

精准定位
在胸外侧区，腋中线上，第4肋间隙中。

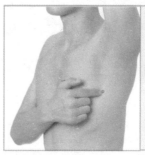

准确找穴
正坐举臂，在腋中线上，第4肋间隙中即是。

按摩方法	示指或中指点按，每次3~5分钟。
功　效	经常按摩该穴，可宽胸理气，行气止痛。
主　治	恶寒，发热，咳嗽，胸满，肋胁痛，胸膜炎，腋下肿，臂痛不举等。

辄筋 Zhé jīn
足少阳胆经

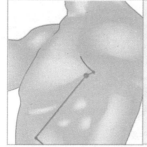

精准定位
在胸部，渊腋穴前1寸，第4肋间隙中。

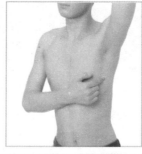

准确找穴
正坐举臂，从渊腋穴向前下量1横指处即是。

按摩方法	示指指腹按压，左右穴各1~3分钟。
功　效	经常按摩，可理气止痛，降逆平喘，养筋护肝。
主　治	胸肋痛，气喘，支气管哮喘，呕吐，臌肿，胸膜炎，肩臂痛，四肢痉挛等。

日月 Rì yuè
足少阳胆经

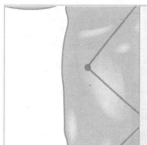

精准定位
在胸部，当乳头直下，第7肋间隙，前正中线旁开4寸。

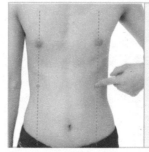

准确找穴
正坐或仰卧，自乳头垂直向下推3个肋间隙，按压有酸胀处。

按摩方法	正坐或仰卧，自乳头垂直向下推3个肋间隙，按压有酸胀处即是。
功　效	经常按摩，可降逆止呕，疏肝理气，利胆退黄。
主　治	肋肋疼痛，胀满，呕吐，反复吞酸，胆囊炎，呃逆，黄疸，情志抑郁等。

带脉 Dài mài

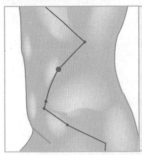

⊕精准定位
在侧腹部，当第11肋骨游离端下方垂，与脐水平线的交点上。

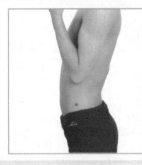

⊕准确找穴
腋中线与肚脐水平线相交处即是。

按摩方法 中指指腹按压，每次1~3分钟。

功　效 经常按摩，可调经止带，缓急止痛，益肾强腰。

主　治 月经不调，子宫脱垂，赤白带下，闭经，腹痛，腰胁痛，腹胀，下肢无力等。

五枢 Wǔ shū

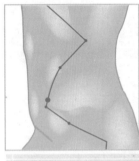

⊕精准定位
位于下腹部，横平脐下3寸，髂前上棘内侧。

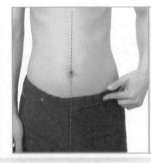

⊕准确找穴
从肚脐向下4横指处作水平线与髂前上棘相交内侧处即是。

按摩方法 用双手大鱼际处揉按，左右各3~5分钟。

功　效 经常按摩，可疏肝理气，补脾益肾，调经止带。

主　治 肝炎，胸胁胀满疼痛，腹胀，月经不调，子宫内膜炎，阴道炎，睾丸炎等。

维道 Wéi dào

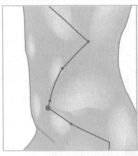

⊕精准定位
在侧腹部，髂前上棘内（五枢穴）下0.5寸。

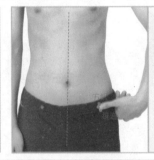

⊕准确找穴
先找到五枢穴，其前下半横指处即是。

按摩方法 两手拇指自上向下摩动，每次1~3分钟。

功　效 经常按摩，可调经止带，补脾益肾，利水消肿。

主　治 腰胯痛，小腹痛，腹水，水肿，月经不调，肾炎，盆腔炎，子宫脱垂等。

章门 Zhāng mén

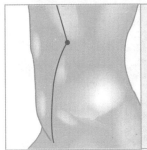

精准定位

在侧腹部，第11肋骨游离端下缘处。

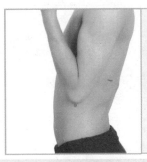

准确找穴

正坐，屈肘合腋，肘尖所指处，按压有酸胀感处。

按摩方法 用双手的大鱼际揉按该穴位，左右穴各1~3分钟。

功　效 常按可疏肝理气，活血化瘀。

主　治 两肋疼痛，水肿，消化不良，腹胀，糖尿病，高血压，胆囊炎，胆结石。

期门 Qī mén

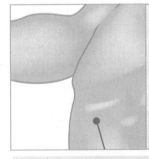

精准定位

在胸部，第6肋间隙，前正中线旁开4寸。

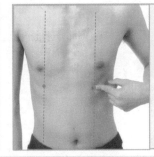

准确找穴

正坐或仰卧，自乳头垂直向下推2个肋间隙，按压有酸胀感处。

按摩方法 手指指面或指节向下按压，并做圈状按摩，左右穴各3~5分钟。

功　效 经常按摩，可以宽胸理气，缓急止痛，降逆止呕。

主　治 乳房胀痛，呃逆，呕吐，肋间神经痛，肝炎，胃炎，胆囊炎，晕车等。

曲骨 Qū gǔ

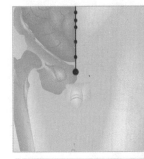

精准定位

在腹部，前正中线上，耻骨联合上缘。

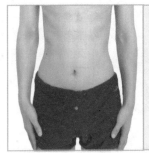

准确找穴

在下腹部，正中线上，从下腹部向下摸到一横着走行的骨性标志上缘即是。

按摩方法 中指指腹揉按，左右穴各1~3分钟。

功　效 长期按摩，可调经止带，温肾壮阳，通利小便，还能治前列腺疾病。

主　治 遗精，阳痿，小腹胀满，月经不调，痛经，小腹胀满，赤白带下，阴缩等。

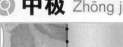
中极 Zhōng jí

任脉

⊕精准定位
在下腹部，前正中线上，脐中下4寸。

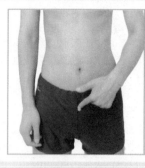

⊕准确找穴
在下腹部正中线上，肚脐中央向下两个3横指处即是。

按摩方法 两手中指指腹交叠，用力按压，有酸胀感，每次1~3分钟。
功　效 主管尿液的排泄，女性常按可治妇科疾病。
主　治 遗精，前列腺疾病，阴痛，阴痒，痛经，月经不调，子宫出血，盆腔炎等。

关元 Guān yuán

任脉

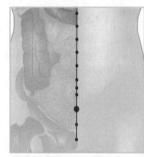

⊕精准定位
在腹部，前正中线上，脐中下3寸处即是。

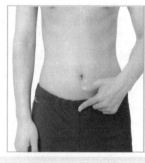

⊕准确找穴
在下腹部，正中线上，肚脐中央向下4横指处。

按摩方法 两手中指指腹交叠，用力按压，有酸胀感，每次3~5分钟。
功　效 常按可补中益气，温肾壮阳，涩精止遗，调经止带，为性保健第一大穴。
主　治 疝气，阳痿，遗精，前列腺疾病，痛经，月经不调，更年期综合征等。

石门 Shí mén

任脉

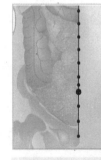

⊕精准定位
在下腹部，前正中线上，脐中下2寸。

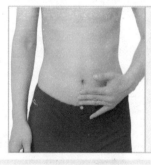

⊕准确找穴
在下腹部，正中线上，肚脐中央向下3横指处。

按摩方法 中指指腹轻轻按压，每次1~3分钟。
功　效 常按可涩精止遗，调经止带，温肾壮阳。
主　治 闭经，疝气，腹泻，小腹绞痛，水肿，小便不利等。

气海 Qì hǎi

任脉

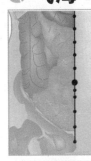

精准定位
在下腹部，前正中线上，脐中下1.5寸。

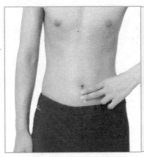

准确找穴
在下腹部，正中线上，肚脐中央向下2横指处。

按摩方法	手指指腹按压，可配合足二里穴、三阴交穴、肾俞穴。
功　效	常按可补肾虚，益元气。
主　治	阳痿，遗精，遗尿，早泄，前列腺疾病，子宫出血，痛经，更年期综合征等。

阴交 Yīn jiāo

任脉

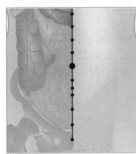

精准定位
在下腹部，前正中线上，当脐中下1寸。

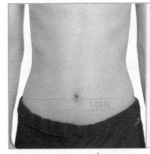

准确找穴
在下腹部，正中线上，肚脐中央向下1横指处。

按摩方法	双手大拇指相叠轻按穴位，每次按揉1~3分钟。
功　效	经常按摩，可调经止带，温肾壮阳，温中散寒。
主　治	绕脐冷痛，腹满水肿，泄泻，疝气，阴部多汗湿痒，小便不利，带下等。

神阙 Shén què

任脉

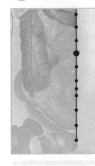

精准定位
在下腹部，脐中央处即是。

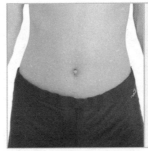

准确找穴
在腹部脐区，肚脐中央即是。

按摩方法	双手相叠，掌心面对肚脐，同时出力摩揉，每次3~5分钟。
功　效	常按可补中益气，固脱止泻，通经活络。
主　治	中风虚脱，四肢厥冷，月经不调，遗精，急慢性胃肠炎，小便不禁等。

水分 Shuǐ fēn

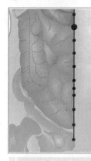

◐精准定位
在上腹部，前正中线上，当脐中上1寸。

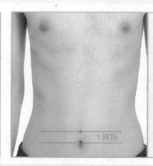

1横指

◐准确找穴
在上腹部，正中线上，肚脐中央向上1横指处。

按摩方法	手指指腹按压，力度适中，左右穴各1~3分钟。
功　效	经常按摩，可理气止痛，通利小便，降逆止呕。
主　治	水肿，泄泻，胃胀，腹痛，绕脐痛，肠鸣等。

下脘 Xià wǎn

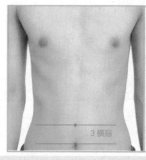

◐精准定位
在上腹部，前正中线上，当脐中上2寸。

3横指

◐准确找穴
在上腹部，正中线上，肚脐中央向上3横指处。

按摩方法	中指指腹点按，每次50~100下。
功　效	经常按摩，可以理气止痛，健脾消食，消胀止呕。
主　治	腹痛，腹胀，胃痉挛，胃下垂，呕吐，呃逆，肠鸣，泄泻等。

建里 Jiàn lǐ

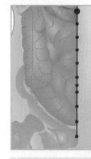

◐精准定位
在上腹部，前正中线上，当脐中上3寸。

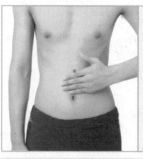

◐准确找穴
在上腹部，正中线上，肚脐中央向上4横指处。

按摩方法	拇指指腹沿着该穴的位置旋转按摩，力度适中，每次1~3分钟。
功　效	经常按摩，可健脾渗湿，和胃止痛。
主　治	胃痛，腹胀，腹泻，呕吐，肠中切痛，水肿等。

中脘 Zhōng wǎn

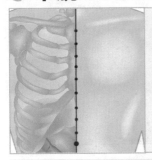

精准定位
在上腹部，前正中线上，脐中上4寸。

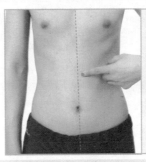

准确找穴
在上腹部，正中线上，肚脐中央向上先4横指，再1横指处。

按摩方法	手指指腹按压，按摩1~3分钟。
功　效	常按能和胃健脾，降逆止呕，清热利湿，调理胃肠功能。
主　治	慢性胃炎，胃痛，胃下垂，恶心，呕吐，呃逆，消化不良，腹痛，腹胀等。

上脘 Shàng wǎn

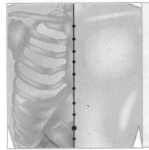

精准定位
在上腹部紧前正中线上，当脐中上5寸。

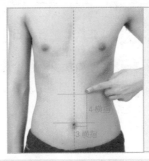

准确找穴
在上腹部，正中线上，肚脐中央向上先4横指，再3横指处。

4横指
3横指

按摩方法	双手中指重叠，同时出力揉按，每次按摩1~3分钟。
功　效	经常按摩，可以降逆止呕，和胃止痛，安神定志。
主　治	胃下垂，腹胀，咳嗽，痰多，呕吐，呃逆，黄疸，泄泻，痢疾等。

巨阙 Jù què

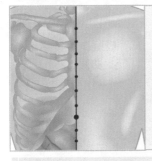

精准定位
在上腹部，前正中线上，当脐中上6寸。

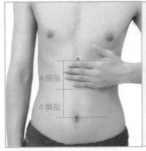

准确找穴
在上腹部，正中线上，肚脐中央向上两个4横指处即是。

4横指
4横指

按摩方法	中指指腹按揉，每次3~5分钟。
功　效	常按可安神止惊，开窍醒神。
主　治	胸痛，心痛，心烦，惊悸，健忘，胸满气短，咳逆上气，呕吐，脚气等。

鸠尾 Jiū wěi

任脉

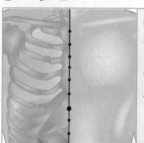

精准定位
在上腹部，前正中线上，胸剑结合部下1寸，脐上7寸。

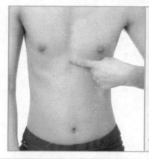

准确找穴
从剑胸联合（胸部和腹部交界处）沿前正中线直下1横指处即是。

按摩方法 手指指腹按压，力度适中，每次按1~3分钟。

功 效 常按可宽胸止痛，定喘止呕，开窍醒神。

主 治 胸满，呃逆，咽喉肿痛，偏头痛，心悸，哮喘，胃痛等。

中庭 Zhōng tíng

任脉

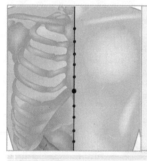

精准定位
在胸部，当前正中线上，平第5肋间隙，胸剑结合中点处。

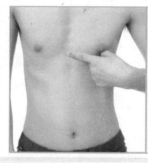

准确找穴
胸部前正中线上剑胸联合（胸部和腹部交界处）的凹陷处即是。

按摩方法 手指指腹按压，每次按摩1~3分钟。

功 效 经常按摩，可宽胸止痛，降逆止呕。

主 治 胸腹胀满，噎嗝，呕吐，心痛，小儿吐乳等。

膻中 Dàn zhōng

任脉

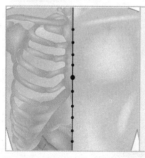

精准定位
在胸部，当前正中线上，平第4肋间隙，两乳头连线的中点。

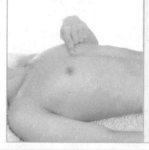

准确找穴
仰卧位，由锁骨往下数，平第4肋间，两乳头中点，前正中线上。

按摩方法 拇指指腹按压，每次3~5分钟。

功 效 常按可止咳平喘，安心定悸，降逆止呕，理气止痛。

主 治 哮喘，咳嗽，黄褐斑，乳汁分泌过少，乳房疼痛，胸闷，胸痛，心悸，冠心病等。

玉堂 Yù táng

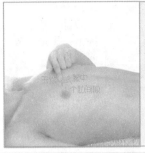

精准定位

在胸部，当前正中线上，平第3肋间隙。

准确找穴

先找到膻中穴，沿前正中线向上推1个肋骨，按压有酸痛处。

按摩方法	中指指腹按压，力度适中，每次1~3分钟。
功　效	经常按摩，能止咳平喘，宽胸止痛。
主　治	咳嗽，气短，胸痛，胸闷喘息，喉痹咽肿，呕吐寒痰，两乳肿痛等。

紫宫 Zǐ gōng

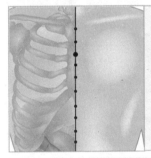

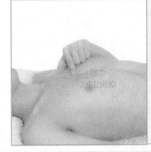

精准定位

在胸部，当前正中线上，平第2肋间隙。

准确找穴

先找到膻中穴，沿前正中线向上推2个肋骨，按压有酸痛处。

按摩方法	拇指指腹自上向下推按，每次3~5分钟。
功　效	经常按摩，能宽胸止痛，止咳平喘，安神定志。
主　治	咳嗽，气喘，胸胁支满，胸痛，心烦，喉痹，吐血，呕吐，饮食不下等。

保健按摩 专家建议 「如何按摩胸部穴位」

用手指按压胸部穴位的时候，动作要轻缓，每一次保持3~5秒，重复3~5次，同时，在按下的时候呼气，松开手指的时候吸气。按摩胸部穴位最好是在体温升高，身体比较温热的时候进行，特别是沐浴后或睡觉前，此时体内的新陈代谢处于活跃状态，按摩效果会大大提升。

华盖 Huá gài

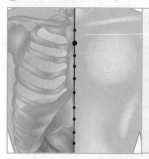

精准定位
在胸部，前正中线上，平第1肋间隙。

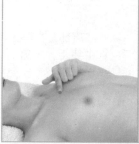

准确找穴
仰卧位，由锁骨往下数，平第1肋间隙，当前正中线上即是。

按摩方法 两手中指指腹相互叠加，用力按压，每次3~5分钟。

功 效 经常按摩，能止咳平喘，宽胸止痛，调节脏腑功能。

主 治 咳嗽，气喘，胸痛，肋间神经痛，喉痹，咽喉肿痛等。

璇玑 Xuán jī

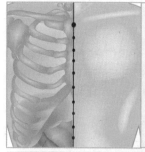

精准定位
在胸部，当前正中线上，胸骨上窝下1寸。

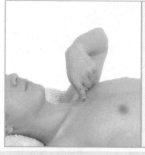

准确找穴
仰卧，从天突穴沿前正中线向下1横指即是。

按摩方法 拇指指腹点压，有酸麻感为宜，每次3~5分钟。

功 效 经常按摩，能够止咳平喘，宽胸止痛、清热利咽。

主 治 咳嗽，气喘，呃逆上气，胸满痛，喉痹咽肿，胃痛等。

子宫 Zǐ gōng

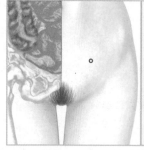

精准定位
在下腹部，脐中下4寸，前正中线旁开3寸。

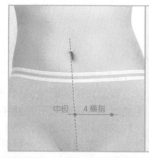

准确找穴
先取中极穴，旁开4横指处。

中极　4横指

按摩方法 中指指腹揉按，力度适中，每次1~3分钟。

功 效 坚持按摩，能够调经止带，理气和血。

主 治 月经不调，痛经，子宫脱垂，不孕症，子宫内膜炎，盆腔炎，阑尾炎等。

第四章

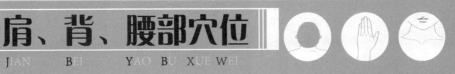

肩、背、腰部穴位

JIAN　BEI　YAO　BU　XUE WEI

　　肩背腰部是人体一身的枢纽，主管着人一身的运动。事实上，人体上下肢的协调运动、人体的负重，无不通过这个部位来联系。中医认为，腰为肾府，意思是说，腰是肾的所在地。所以从现在起，每天按摩10分钟肩背腰部的穴位，疾病就会远离您。

肩髎 Jiān liáo

手少阳三焦经

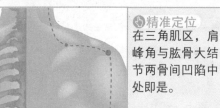

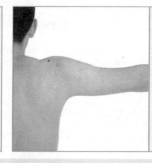

精准定位 在三角肌区，肩峰角与肱骨大结节两骨间凹陷中处即是。

准确找穴 外展上臂，肩膀后下方出现凹陷处即是。

按摩方法	拿捏该穴，每次 1~3 分钟。
功　效	经常按摩，可清热泻火，活血化瘀，通络止痛。
主　治	肩臂痛，肩关节周围炎，中风偏瘫，荨麻疹等。

天髎 Tiān liáo

手少阳三焦经

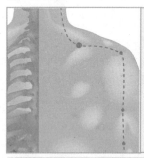

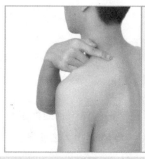

精准定位 在肩胛区，肩胛骨上角骨际凹陷中处即是。

准确找穴 肩胛部，肩胛骨上角，其上方的凹陷处即是。

按摩方法	中指指腹揉按，每次左右各 3~5 分钟。
功　效	按摩这个穴位，可疏风通络，活血化瘀，缓急止痛。
主　治	颈椎病，肩臂痛，颈项强痛，胸中烦满等。

肩贞 Jiān zhēn

手太阳小肠经

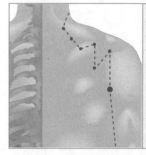

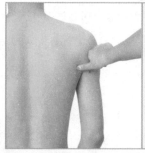

精准定位 在肩胛区，肩关节后下方，腋后纹头直上 1 寸。

准确找穴 在肩关节后下方，臂内收时，腋后纹头上 1 横指处即是。

按摩方法	中指指腹按压，每次左右穴各按 1~3 分钟。
功　效	经常按摩，可清脑聪耳，息风止痛，通经活络。
主　治	肩臂疼痛，肩周炎，手臂麻木，上肢不举，伤寒，发热，耳鸣，耳聋等。

臑俞 Nào shū

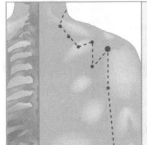

精准定位
在肩部，腋后纹头直上，肩胛冈下缘凹陷中。

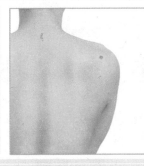

准确找穴
手臂内收，腋后纹末端肩贞穴向上推至肩胛骨下缘处即是。

按摩方法	手指指腹按压，力度适中，每次 1~3 分钟。
功　效	经常按摩，可活络止痛，止咳化痰，消肿散结。
主　治	肩臂酸无力，肩肿，颈项瘰疬等。

天宗 Tiān zōng

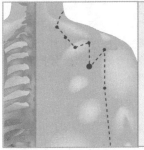

精准定位
位于肩胛部，肩胛冈中点与肩胛骨下角连线上 1/3 与下 2/3 交点凹陷中。

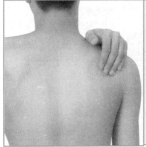

准确找穴
以对侧手，由颈下过肩，手伸向肩胛骨处，中指指腹所在处。

按摩方法	中指指腹按压，先左穴后右穴，各按 1~3 分钟。
功　效	按摩该穴，能舒筋活络，止咳化痰，理气消肿。
主　治	肩胛疼痛，肘臂后外侧疼痛，落枕，气喘，乳痈，颊颔肿等。

秉风 Bǐng fēng

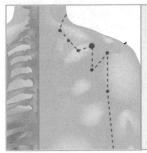

精准定位
在肩胛部，肩胛冈上窝中央。

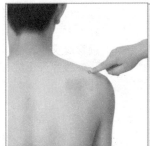

准确找穴
手臂内收，天宗穴直上，举臂有凹陷处即是。

按摩方法	用手指指腹按压，力度适中，左右穴各 1~3 分钟。
功　效	经常按摩，可以通经活络，止咳化痰。
主　治	肩周炎，肩胛疼痛不举，上肢酸麻，颈强不得回顾，咳嗽，支气管炎。

⊙ 曲垣 Qū yuán

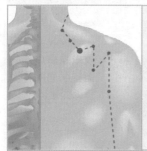

⊕ 精准定位
在肩胛部，肩胛
冈内上窝内侧凹
陷中。

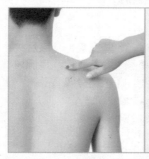

⊕ 准确找穴
低头，后颈部最
突起椎体往下数
2个为第2胸椎
棘突，与臑俞穴
连线中点处即是。

(按摩方法) 中指指腹揉按，力度适中，左右穴各1~3分钟。
(功　效) 经常按压该穴，能祛风止痉，止咳化痰，活络止痛。
(主　治) 肩周炎，肩胛部疼痛，肩臂拘挛，上肢酸麻，咳嗽等。

⊙ 肩外俞 Jiān wài shū

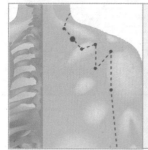

⊕ 精准定位
在背部，第1胸
椎棘突下，后正
中线旁开3寸。

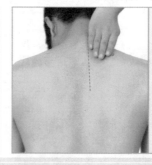

⊕ 准确找穴
低头，后颈部最
突起椎体往下数
1个椎骨的棘突
下，旁开4横指
处即是。

(按摩方法) 中指指腹按压，力度适中，左右穴各1~3分钟。
(功　效) 经常按摩，可祛风止痉，通络止痛，舒筋活络。
(主　治) 颈项强急，肩背部寒痛窜至肘部，上肢冷痛等。

⊙ 肩中俞 Jiān zhōng shū

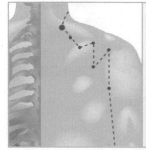

⊕ 精准定位
在背部，当第7
颈椎棘突下，后
正中线旁开2寸
处即是。

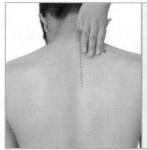

⊕ 准确找穴
低头，后颈部最
突起椎体旁开3
横指处即是。

(按摩方法) 双手中指指腹按压，力度适中，左右穴各1~3分钟。
(功　效) 经常按摩，可通络止痛，解表宣肺，止咳平喘。
(主　治) 咳嗽，气喘，肩背疼痛，颈项僵硬，目视不明等。

大杼 Dà zhù

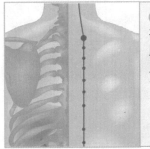

🔻精准定位
在背部，当第1胸椎棘突下，后正中线旁开1.5寸处即是。

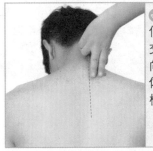

🔻准确找穴
低头屈颈，颈背交界处椎骨高突向下推1个椎体，下缘旁开2横指处即是。

按摩方法	中指指腹按压，力度适中，左右穴各1~3分钟。
功 效	长期坚持按摩，可强筋壮骨，清热止痛，通经活络。
主 治	头痛，感冒，咳嗽，发热，项强，肩背痛，肺炎，胸胁胀满等。

风门 Fēng mén

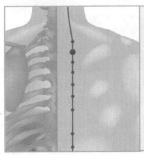

🔻精准定位
在背上部，第2胸椎与第3胸椎棘突之间，后正中线旁开1.5寸。

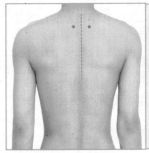

🔻准确找穴
低头屈颈，颈背交界处椎骨高突向下推2个椎体，下缘旁开2横指处即是。

按摩方法	用中指指腹按压，力度适中，左右穴各1~3分钟。
功 效	经常按摩，可疏散风寒，调理肺气，平肝潜阳。
主 治	感冒，咳嗽，发热，头痛，鼻塞多涕，急慢性支气管炎，哮喘，呕吐等。

肺俞 Fèi shū

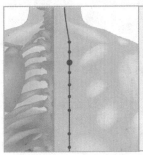

🔻精准定位
在背上部，第3胸椎和第4胸椎棘突之间，后正中线旁开1.5寸。

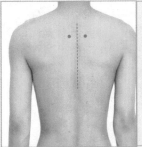

🔻准确找穴
低头屈颈，颈背交界处椎骨高突向下推3个椎体，下缘旁开2横指处即是。

按摩方法	用手掌反复摩擦，或用按摩槌通过敲打的方式刺激肺俞，每次3~5分钟。
功 效	经常按摩，可止咳平喘，宽胸理气，滋阴止血。
主 治	咳嗽，哮喘，感冒，咽喉肿痛，肺结核，粉刺，黄褐斑，面部水肿等。

厥阴俞 Jué yīn shū

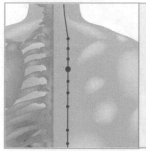

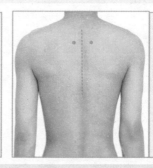

精准定位
在背部，第4胸椎和第5胸椎棘突之间，后正中线旁开1.5寸。

准确找穴
低头屈颈，颈背交界处椎骨高突向下推4个椎体，下缘旁开2横指处即是。

按摩方法	用按摩槌通过敲打的方式刺激该穴，每次3~5分钟。
功　效	经常按摩，可温经止痛，养心定悸，宣肺止咳，降逆止呕。
主　治	咳嗽，心痛，心悸，胸闷，呕吐，胃脘部疼痛，肋间神经痛等。

心俞 Xīn shū

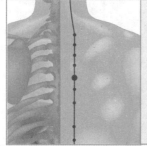

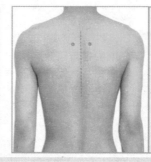

精准定位
在后背部，第5胸椎和第6胸椎棘突之间，后正中线旁开1.5寸。

准确找穴
肩胛骨下角水平连线与脊柱相交椎体处，往上推2个椎体，正中线旁开2横指处。

按摩方法	中指指腹按压或用按摩槌通过敲打的方式刺激该穴，左右穴各1~3分钟。
功　效	经常按摩，可以疏通心络，安心守神，宽胸理气，治疗心脏疾病。
主　治	心痛，心悸，失眠，健忘，胸闷，冠心病，盗汗，肩背痛，癫狂等。

督俞 Dū shū

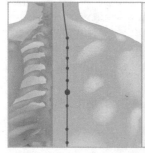

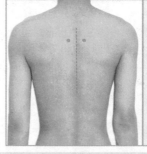

精准定位
在后背部，第6胸椎和第7胸椎棘突之间，后正中线旁开1.5寸。

准确找穴
肩胛骨下角水平连线与脊柱相交椎体处，往上推1个椎体，正中线旁开2横指处即是。

按摩方法	中指指腹按压，或用按摩槌通过敲打的方式刺激该穴，每次3~5分钟。
功　效	经常按摩，可活血通络，健脾理气，和胃降逆。
主　治	发热恶寒，胃痛，腹痛，肠鸣，呃逆，冠心病，心绞痛等。

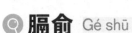

膈俞 Gé shū

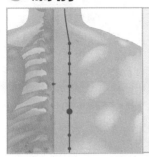

精准定位
在后背部，第7胸椎和第8胸椎棘突之间，后正中线旁开1.5寸。

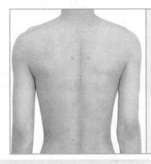

准确找穴
肩胛骨下角水平连线与脊柱相交椎体处，正中线旁开2横指处。

（按摩方法）用中指指腹按压，力度适中，左右穴各1~3分钟。
（功　效）每天按揉该穴3次，每次200下，用按摩槌通过敲打的方式刺激该穴。
（主　治）咯血，贫血，心痛，心悸，胸痛，胸闷，咳嗽，呕吐，胃痛，盗汗等。

肝俞 Gān shū

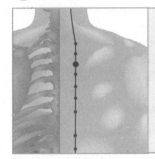

精准定位
在后背部，第9胸椎和第10胸椎棘突之间，后正中线旁开1.5寸处即是。

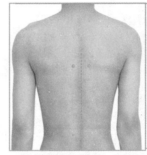

准确找穴
肩胛骨下角水平连线与脊柱相交椎体处，往下推2个椎体，正中线旁开2横指处即是。

（按摩方法）双手拇指分别按压双侧肝俞，在其上做旋转运动，每次持续10~30分钟。
（功　效）经常按摩，可疏肝利胆，疏肝理气，养血明目。
（主　治）黄疸，宿醉，脂肪肝，急慢性肝炎，肋部疼痛，月经不调，痛经，失眠等。

胆俞 Dǎn shū

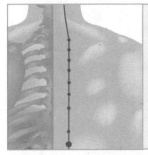

精准定位
在后背部，第10胸椎和第11胸椎棘突之间，后正中线旁开1.5寸。

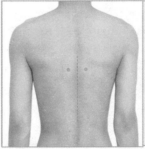

准确找穴
肩胛骨下角水平连线与脊柱相交椎体处，往下推3个椎体，正中线旁开2横指处即是。

（按摩方法）双手拇指点压胆俞，局部有酸、胀感觉为佳，每日按摩3次，每次100下。
（功　效）坚持按摩，可疏肝解郁，利胆退黄，健脾和胃。
（主　治）黄疸，肋痛，十二指肠溃疡，呕吐，头痛，夜盲症，腋下肿，胆囊炎等。

🔍 脾俞 Pí shū

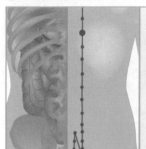

👆精准定位

在后背部，第11胸椎和第12胸椎棘突之间，后正中线旁开1.5寸。

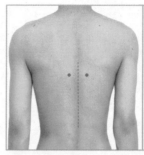

👆准确找穴

肚脐水平线与脊柱相交椎体处，往上推3个椎体，正中线旁开2横指处即是。

按摩方法	双手握拳，将拳背第2、3掌指关节放于脾俞、胃俞上，揉按0.5~1分钟。
功　效	经常按摩，能疏肝解郁，健脾和胃，利湿升清。
主　治	腹胀，呕吐，胃灼热，慢性胃炎，更年期综合征，糖尿病，脂肪肝等。

🔍 胃俞 Wèi shū

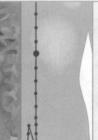

👆精准定位

在后背部，第12胸椎和第1腰椎棘突之间，后正中线旁开1.5寸。

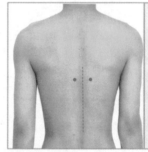

👆准确找穴

肚脐水平线与脊柱相交椎体处，往上推2个椎体，正中线旁开2横指处即是。

按摩方法	用中指指腹按压，力度适中，左右穴各1~3分钟。
功　效	经常按摩，能和胃健脾，补益肝肾，理中降逆，增强肠胃功能。
主　治	胃脘痛，慢性胃炎，胃下垂，消化不良，胃灼热，呕吐，口臭，湿疹等。

🔍 三焦俞 Sān jiāo shū

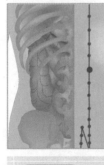

👆精准定位

在腰部，第1腰椎和第2腰椎棘突之间，后正中线旁开1.5寸。

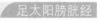
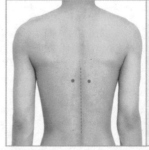

👆准确找穴

肚脐水平线与脊柱相交椎体处，往上推1个椎体，正中线旁开2横指处即是。

按摩方法	中指指腹按压或用按摩槌通过敲打的方式刺激该穴，左右穴各1~3分钟。
功　效	经常按摩，可以温中健脾，和胃止痛，补益肝肾。
主　治	腹痛，腹胀，肠鸣，泄泻、水肿，尿路感染，腰痛，胃炎，肠炎，肾炎等。

肾俞 Shèn shū

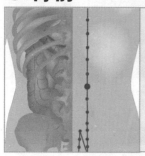

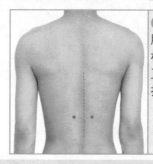

精准定位 在后背部，第2腰椎和第3腰椎棘突之间，后正中线旁开1.5寸。

准确找穴 肚脐水平线与脊柱相交椎体处，正中线旁开2横指处即是。

按摩方法 中指指腹按压或用按摩槌通过敲打的方式刺激该穴，每次3~5分钟。

功　效 它是肾的保健要穴，按摩可温肾助阳，生精益髓，利水消肿。

主　治 腰膝酸软，黄褐斑，慢性咽炎，腰扭伤，遗精，前列腺疾病等。

气海俞 Qì hǎi shū

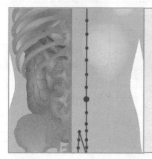

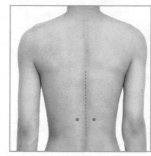

精准定位 在腰部，第3腰椎与第4腰椎棘突之间，后正中线旁开1.5寸。

准确找穴 肚脐水平线与脊柱相交椎体处，往下推1个椎体，正中线旁开2横指处即是。

按摩方法 中指指腹按压，或用按摩槌通过敲打的方式刺激该穴，每次3~5分钟。

功　效 经常按摩，可以调补气血，清热利湿，强健腰膝。

主　治 痛经，功能性子宫出血，阳痿、遗精，性欲低下，下肢麻痹瘫痪，痔疮等。

大肠俞 Dà cháng shū

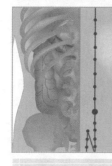

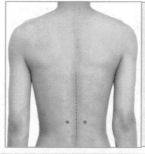

精准定位 在腰部，第4腰椎与第5腰椎棘突之间，后正中线旁开1.5寸。

准确找穴 两侧髂棘高点连线与脊柱交点，旁开2横指处。

按摩方法 中指指腹按压或用按摩槌通过敲打的方式刺激该穴，左右穴各1~3分钟。

功　效 经常按摩，可除湿散寒，息风止痛，通肠导滞，调理肠胃。

主　治 急慢性腰痛，坐骨神经痛，腰椎间盘突出症，腰扭伤，慢性肠炎，肠鸣等。

关元俞 Guān yuán shū 足太阳膀胱经

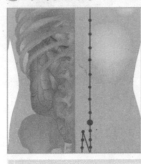

精准定位
在腰部,第5腰椎棘突下,后正中线旁开1.5寸。

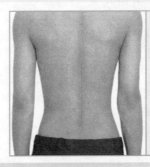

准确找穴
两侧髂棘高点连线与脊柱交点,往下推1个椎体,旁开2横指处。

按摩方法	中指指腹按压,或用按摩槌通过敲打的方式刺激该穴,左右穴各1~3分钟。
功 效	经常按摩,可通经活络,滋阴生津,调理下焦。
主 治	腰背疼痛,身体疲乏,精神萎靡,腰腹冷痛,遗尿,小便不利,早泄等。

附分 Fù fēn 足太阳膀胱经

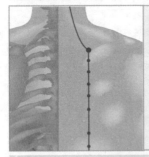

精准定位
在背部,第2与第3胸椎棘突之间,后正中线旁开3寸。

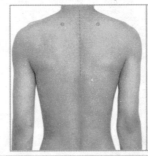

准确找穴
低头屈颈,颈背交界处椎骨高突向下推2个椎体,下缘旁开4横指处即是。

按摩方法	中指指腹揉按,或用按摩槌以敲打的方式刺激该穴,每次左右各1~3分钟。
功 效	经常按摩,可补益气血,缓急止痛,舒筋活络。
主 治	颈项强痛,肩背拘急,肘臂麻木,坐骨神经痛,肺炎,感冒等。

魄户 Pò hù 足太阳膀胱经

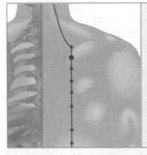

精准定位
在背部,当第3与第4胸椎棘突之间,后正中线旁开3寸。

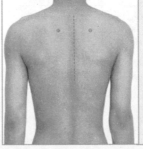

准确找穴
低头屈颈,颈背交界处椎骨高突向下推3个椎体,下缘旁开4横指处即是。

按摩方法	中指指腹揉按,或用按摩槌通过敲打的方式刺激该穴,每次左右各1~3分钟。
功 效	经常按摩,可以通宣肺气,平喘止咳,通络止痛。
主 治	咳嗽,气喘,支气管炎,肺结核,肩背痛,颈项强直等。

膏肓 Gāo huāng

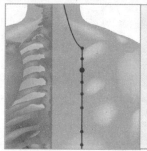

精准定位 在背部，当第4与第5胸椎棘突之间，后正中线旁开3寸。

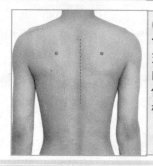

准确找穴 低头屈颈，颈背交界处椎骨高突向下推4个椎体，下缘旁开4横指处即是。

按摩方法 中指指腹揉按，或用按摩槌以敲打的方式刺激该穴，每次左右各1~3分钟。

功 效 按摩该穴，可以养阴润肺，益气健脾，止咳平喘，清热凉血。

主 治 肺结核，支气管炎，咳嗽，气喘，头晕目眩，冠心病，健忘，慢性胃炎等。

神堂 Shén táng

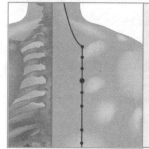

精准定位 在背部，当第5与第6胸椎棘突之间，后正中线旁开3寸。

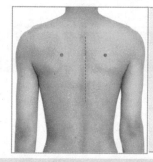

准确找穴 低头屈颈，颈背交界处椎骨高突向下推5个椎体，下缘旁开4横指处即是。

按摩方法 中指指腹揉按，或用按摩槌以敲打的方式刺激该穴，每次左右各1~3分钟。

功 效 经常按摩，可理气止痛，宁心安神。

主 治 肩背痛，发热恶寒，心痛，冠心病，心悸，胸满，失眠，健胃，哮喘等。

譩譆 Yì xī

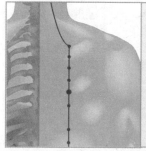

精准定位 在背部，当第6与第7胸椎棘突之间，后正中线旁开3寸。

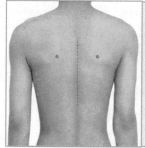

准确找穴 肩胛骨下角水平连线与脊柱相交椎体处，上推1椎体，正中线旁开4横指处。

按摩方法 中指指腹揉按，或用按摩槌以敲打的方式刺激该穴，每次左右各1~3分钟。

功 效 按摩该穴，可外散体内之热，从而清热除湿，通络止痛。

主 治 咳嗽，气喘，疟疾，热病，肩背痛，肋间神经痛，目眩，目痛，鼻出血等。

膈关 Gé guān

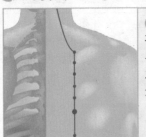

精准定位
在背部，当第7与第8胸椎棘突之间，正中线旁开3寸。

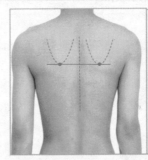

准确找穴
肩胛骨下角水平连线与脊柱相交椎体处，正中线旁开4横指处。

按摩方法	中指指腹揉按，或用按摩槌以敲打的方式刺激该穴，每次左右各1~3分钟。
功 效	经常按摩，可和胃降逆、宽胸理气。
主 治	胸闷，呕吐，食欲不振，多涎唾，脊背强痛等。

魂门 Hún mén

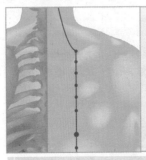

精准定位
在背部，当第9与第10胸椎棘突之间，后正中线旁开3寸。

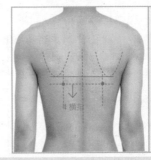

准确找穴
肩胛骨下角水平连线与脊柱相交椎体处，下推2椎体，正中线旁开4横指处即是。

按摩方法	中指指腹揉按，或用按摩槌以敲打的方式刺激该穴，每次左右各1~3分钟。
功 效	经常按摩，可疏肝理气，降逆止呕。
主 治	胸胁痛，背痛，食欲不振，呕吐，肠鸣，泄泻，大便不利，小便赤黄等。

阳纲 Yáng gāng

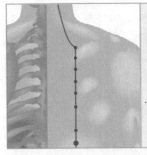

精准定位
在背部，第10与第11胸椎棘突之间，后正中线旁开3寸。

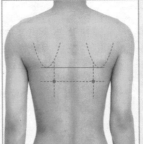

准确找穴
肩胛骨下角水平连线与脊柱相交椎体处，下推3椎体，正中线旁开4横指处。

按摩方法	中指指腹揉按，或用按摩槌通过敲打的方式刺激该穴，每次左右各1~3分钟。
功 效	经常按摩，可以清热利湿，补虚培元，滋补肝肾。
主 治	肠鸣，腹痛，腹满，泄泻，黄疸，身热，小便赤涩等。

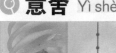

意舍 Yì shè

足太阳膀胱经

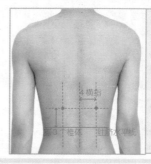

精准定位
在背部，第 11 与第 12 胸椎棘突之间，后正中线旁开 3 寸。

准确找穴
肚脐水平线与脊柱相交椎体处。往上推 3 个椎体，正中线旁开 4 横指处即是。

按摩方法	中指指腹揉按，或用按摩槌通过敲打的方式刺激该穴，左右各 1~3 分钟。
功　效	经常按摩，可以健脾和胃，降逆止呕。
主　治	背痛，腹胀，肠鸣，食欲不振，呕吐，泄泻，身热，黄疸，糖尿病等。

胃仓 Wèi cāng

足太阳膀胱经

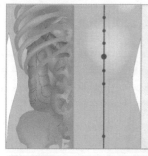

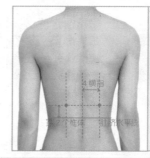

精准定位
在背部，第 12 胸椎与第 1 腰椎棘突之间，后正中线旁开 3 寸。

准确找穴
肚脐水平线与脊柱相交椎体处。往上推 2 个椎体，正中线旁开 4 横指处即是。

按摩方法	中指指腹揉按，或用按摩槌以敲打的方式刺激该穴，每次左右穴各 1~3 分钟。
功　效	经常按摩，可健脾消食，理气和胃，利水消肿。
主　治	胃痛，腹胀，小儿食积，水肿，背脊痛，便秘等。

肓门 Huāng mén

足太阳膀胱经

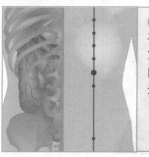

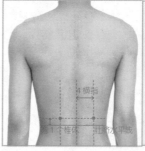

精准定位
在腰部，第 1 与第 2 腰椎棘突之间，后正中线旁开 3 寸。

准确找穴
肚脐水平线与脊柱相交椎体处。往上推 1 个椎体，正中线旁开 4 横指处即是。

按摩方法	中指指腹揉按，每次左右各 1~3 分钟。
功　效	经常按摩，可以清热导滞，行气止痛，解郁散结。
主　治	腹痛，便秘，痞块，乳腺炎，胃炎，腰肌劳损等。

志室 Zhì shì

足太阳膀胱经

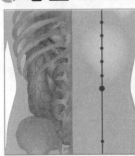

精准定位
在腰部，第2与第3腰椎棘突之间，后正中线旁开3寸。

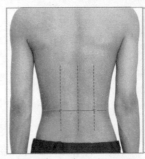

准确找穴
肚脐水平线与脊柱相交椎体处，正中线旁开4横指处即是。

按摩方法	中指指腹按压，左右穴各1~3分钟。
功 效	长期坚持按摩，可温肾助阳，利水消肿，强壮腰膝。
主 治	阴痛，阴肿，遗精，阳痿，腹泻，小便不利，腰脊强痛等。

肩井 Jiān jǐng

足少阳胆经

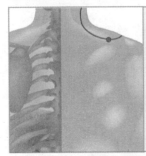

精准定位
在肩胛部，第7颈椎棘突与肩峰最高外侧点连线的中点。

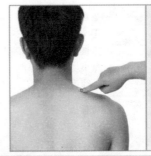

准确找穴
先找到大椎穴，再找到锁骨肩峰端，二者连线中点即是。

按摩方法	中指指腹揉按，每天早晚各1次，每次左右各3分钟。
功 效	长期坚持按摩，可祛风止痛，清热解毒，软坚散结。
主 治	肩背疼痛，手臂不举，颈椎病，颈项强痛，颈淋巴结结核，乳房胀痛等。

京门 Jīng mén

足少阳胆经

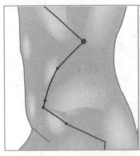

精准定位
在上腹部，第12肋骨游离端的下方，章门穴后1.5寸。

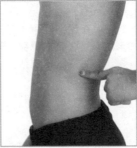

准确找穴
先找到章门穴，其后2横指处。

按摩方法	拇指指腹揉按，每次1~3分钟。
功 效	经常按摩，可益肾健脾，理气止痛。
主 治	呃逆，呕吐，胁肋痛，腹胀，肠鸣，泄泻，小便不利，尿黄，肾炎等。

腰阳关 Yāo yáng guān

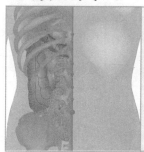

⊕精准定位
在腰部，后正中线上，第4腰椎棘突下凹陷处。

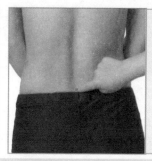

⊕准确找穴
两侧髂前上棘连线与脊柱交点处，可触及一凹陷即是。

（按摩方法） 左手或右手握拳，以示指掌指关节突起部置于该穴上揉按，每次3~5分钟。

（功　效） 经常按摩，可调补肾气，利腰膝，祛寒湿。

（主　治） 腰骶疼痛，腰椎间盘突出症，坐骨神经痛，下肢痿痹，遗精，阳痿等。

命门 Mìng mén

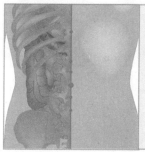

⊕精准定位
在腰部，后正中线上，第2腰椎棘突下凹陷处。

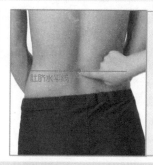

肚脐水平线

⊕准确找穴
肚脐水平线与后正中线交点，按压有凹陷处。

（按摩方法） 双手手掌来回搓按该穴，直至感觉暖烘烘的。

（功　效） 经常按摩，可益肾壮阳，调经止带，延缓衰老。

（主　治） 头痛，腰脊强痛，泄泻，疟疾，耳鸣，痛经，阳痿，遗精，前列腺炎等。

悬枢 Xuán shū

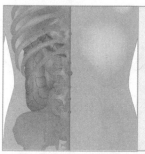

⊕精准定位
在腰部，后正中线上，第1腰椎棘突下凹陷处。

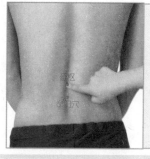

悬枢
命穴

⊕准确找穴
先找到命门穴，沿后正中线向上推1个椎体，下缘凹陷处即是。

（按摩方法） 双手中指指腹揉按，用力稍重，每次3~5分钟。

（功　效） 经常按摩，可缓急止痛，渗湿止泻，通经活络。

（主　治） 腰脊强痛，腹胀，腹痛，消化不良，泄泻，痢疾等。

脊中 Jǐ zhōng

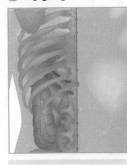

精准定位
在腰部，后正中线上，第11胸椎棘突下凹陷处即是。

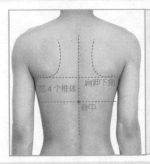

宽4个椎体 肩胛下角
脊中

准确找穴
两侧肩胛下角连线与后正中线相交处向下推4个椎体，下缘凹陷处即是。

按摩方法 俯卧，双脚稍分开，用手指揉按脊中，每次3~5分钟。

功　效 经常按摩，可清热利湿，提肛消痔，强腰止痛。

主　治 腰脊强痛，黄疸，腹胀，反胃，吐血，食欲不振，小儿疳积，痢疾，癫痫等。

中枢 Zhōng shū

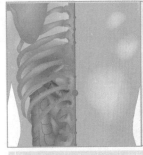

精准定位
在脊柱区，后正中线上，第10胸椎棘突下凹陷处即是。

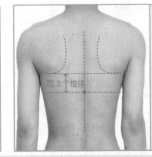

宽3个椎体

准确找穴
两侧肩胛下角连线与后正中线相交处向下推3个椎体，下缘凹陷处即是。

按摩方法 手指指腹按压，或用按摩槌利用敲打的方式刺激该穴，左右穴各3~5分钟。

功　效 经常按摩，可平肝息风，安神定志，治肝胆疾病。

主　治 黄疸，呕吐，腹满，胃痛，食欲不振，腰背痛等。

筋缩 Jīn suō

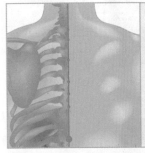

精准定位
在脊柱区，后正中线上，第9胸椎棘突下凹陷处即是。

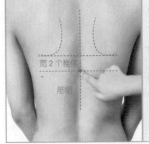

宽2个椎体
筋缩

准确找穴
两侧肩胛下角连线与后正中线相交处向下推2个椎体，下缘凹陷处即是。

按摩方法 手指指腹按压，或用按摩槌，利用敲打的方式刺激该穴，左右穴各3~5分钟。

功　效 常按可安神定志，通肝气，治疗筋肉挛缩。

主　治 癫狂，惊痫，抽搐，脊背强直，背痛，胃痛，黄疸，四肢不收，拘急等。

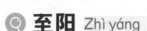

至阳 Zhì yáng

督脉

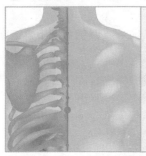
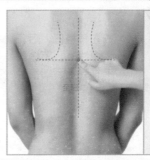

精准定位
在脊柱区，后正中线上，第7胸椎棘突下凹陷处即是。

准确找穴
两侧肩胛下角连线与后正中线相交处椎体，下缘凹陷处即是。

按摩方法	手指指腹按压，或用按摩槌利用敲打的方式刺激该穴，左右穴各3~5分钟。
功效	经常按摩，可以止咳平喘，清热祛黄，通络止痛。
主治	胸胁胀痛，腰背疼痛，胃脘痛，腹痛，黄疸，咳嗽，气喘，脊背强直等。

灵台 Líng tái

督脉

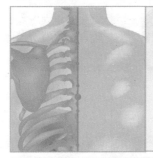
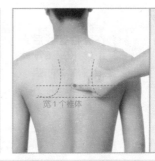

精准定位
在脊柱区，后正中线上，第6胸椎棘突下凹陷处即是。

准确找穴
两侧肩胛下角连线与后正中线相交处向上推1个椎体，下缘凹陷处即是。

宽1个椎体

按摩方法	手指指腹按压，或用按摩槌轻轻敲打该穴，左右穴各3~5分钟。
功效	经常按摩，可止咳平喘，清热解毒，止痛。
主治	咳嗽，气喘，脊背痛，颈项僵硬，身热，疔疮等。

神道 Shén dào

督脉

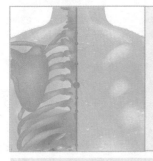
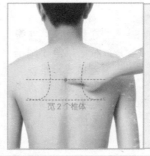

精准定位
在脊柱区，后正中线上，第5胸椎棘突下凹陷处即是。

准确找穴
两侧肩胛下角连线与后正中线相交处向上推2个椎体，下缘凹陷处即是。

宽2个椎体

按摩方法	双手中指指腹互相叠加，用力揉按神道3~5分钟。
功效	按摩该穴，能止咳止痛，安心宁神，促进睡眠。
主治	发热恶寒，头痛，肩背痛，疟疾，咳嗽，失眠，健忘，惊悸，神经衰弱等。

身柱 Shēn zhù

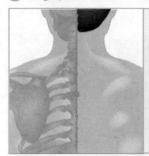

精准定位
在脊柱区，后正中线上，第3胸椎棘突下凹陷处即是。

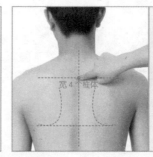

冗4个椎体

准确找穴
两侧肩胛下角连线与后正中线相交处向上推4个椎体，下缘凹陷处即是。

按摩方法	示指叠在中指指背上，用力按揉3~5分钟。
功　效	经常按摩，可调节神经系统功能，缓解疲劳。
主　治	身热头痛，肩背疼痛，咳嗽，气喘，癫痫，小儿惊风，慢性支气管炎等。

陶道 Táo dào

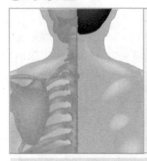

精准定位
在脊柱区，后正中线上，第1胸椎棘突下凹陷处即是。

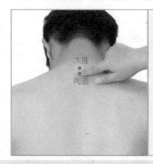

大椎
陶道

准确找穴
低头，颈背交椎骨最高处垂直向下推1个椎体，下缘凹陷处即是。

按摩方法	手指指腹按压，左右穴各1~3分钟。
功　效	经常按摩，可清热解表，安神定志，消肿止痛。
主　治	头痛，目眩，发热恶寒，咳嗽，气喘，小儿麻痹后遗症，荨麻疹等。

夹脊 Jiá jǐ

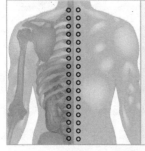

精准定位
在脊柱区，在脊柱区，第1胸椎至第5腰椎棘突下两侧，后正中线旁开0.5寸，一侧17穴。

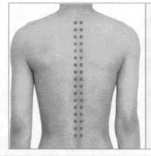

准确找穴
低头，颈背交界椎骨高突处椎体，向下推共有17个椎体，旁开半横指处。

按摩方法	双手手掌从上向下推揉，可在每晚睡前完成，每次3~5分钟。
功　效	经常按摩，可调理脏腑，息风止痛。
主　治	心、肺、上肢疾患，胃肠疾患，腰、腹、下肢疾患等。

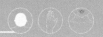

胃脘下俞 Wèi wǎn xià shū

经外奇穴

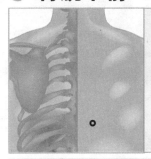

🔍 **精准定位**

在脊柱区，横平第8胸椎棘突下，后正中线旁开1.5寸。

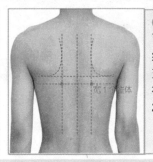

👆 **准确找穴**

两侧肩胛下角连线与后正中线相交处向下推1个椎体，下缘旁开2横指处即是。

按摩方法	中指指腹按揉，或用按摩槌，用敲打的方式刺激该穴，每次3~5分钟。
功　效	经常按摩，可益胃生津，息风止痛，舒筋健脾。
主　治	胃炎，支气管炎，胸膜炎，胰腺炎，肋间神经痛等。

痞根 Pǐ gēn

经外奇穴

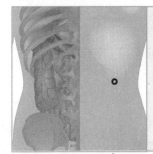

🔍 **精准定位**

在腰区，横平第1腰椎棘突下，后正中线旁开3.5寸。

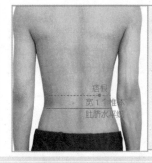

👆 **准确找穴**

肚脐水平线与后正中线交点向上推1个椎体，在其棘突下，旁开3.5寸处即是。

按摩方法	中指指腹按揉，或用按摩槌，用敲打的方式刺激该穴，每次3~5分钟。
功　效	经常按摩，可消痞止痛，健脾和胃，息风止痛。
主　治	胃痉挛，胃炎，胃扩张，肾下垂，肝炎，肝脾肿大，腰肌劳损等。

下极俞 Xià jí shū

经外奇穴

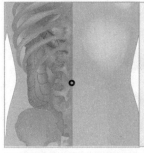

🔍 **精准定位**

在腰区，第3腰椎棘突下。

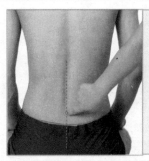

👆 **准确找穴**

两侧髂棘高点水平线与脊柱交点向上推1个椎体，下缘凹陷处即是。

按摩方法	手指指腹按揉，或用按摩槌，用敲打的方式刺激该穴，每次3~5分钟。
功　效	经常按摩，可强腰健肾，止痛，通便。
主　治	肾炎，肠炎，腰肌劳损，遗精，阳痿，遗尿等。

腰眼 Yāo yǎn

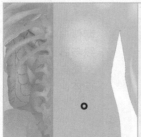
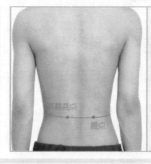

精准定位
在腰区，横平第4腰椎棘突下，后正中线旁开3.5寸凹陷中。

准确找穴
俯卧，两侧髂棘高点水平线与脊柱交点旁开3.5寸处即是。

按摩方法 中指指腹揉按该穴，每次1~3分钟。

功　效 经常按摩，可调经止带，通经止痛，强腰健体。

主　治 睾丸炎，遗尿，肾炎，腰肌劳损，月经不调等。

十七椎 Shí qī zhuī

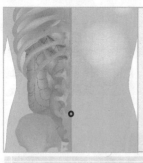
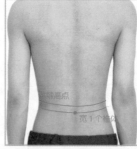

精准定位
在腰区，第5腰椎棘突下凹陷中处即是。

准确找穴
两侧髂棘高点水平线与脊柱交点向下推1个椎体，棘突下即是。

按摩方法 中指指腹揉按，每次1~3分钟。

功　效 经常按摩，可温肾壮阳，调经止血，温经通络。

主　治 月经不调，痛经，坐骨神经痛，腰骶部疼痛，痔疮等。

腰奇 Yāo qí

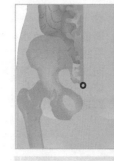
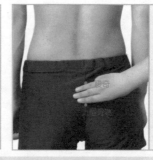

精准定位
在骶区，尾骨端直上2寸，骶角之间凹陷中。

准确找穴
顺着脊柱向下触摸，尾骨端直上3横指凹陷处。

按摩方法 中指指腹按压，每次左右各1~3分钟。

功　效 经常按摩，可强腰健肾，安神定志，止痛通便。

主　治 失眠，头痛，便秘等。

第五章

上肢部穴位
SHANG ZHI BU XUE WEI

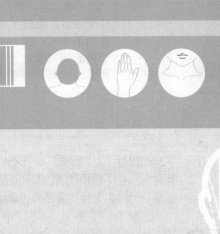

人体的手臂上分布着6条经络，分别是大肠经、小肠经、三焦经、心包经、心经、肺经。分布在手臂外侧的经络属表，由手走头，又称为"手三阳经"，分布在手臂内侧又称为"手三阴经"，如果大肠、小肠、三焦、心脏、肺经等部位出现不适，多按摩这些经脉上的穴位，能够很好地缓解不适。

天府 Tiān fǔ

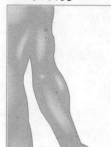

精准定位
在臂前区，腋前纹头下 3 寸，肱二头肌桡侧缘处即是。

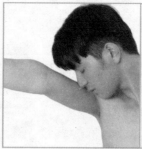

准确找穴
臂向前平举，俯头。鼻尖接触上臂内侧处即是。

按摩方法 中指指腹按压，力度适中，左右穴各 1~3 分钟。

功 效 按摩该穴，可通肺理气，安神定志。

主 治 咳嗽，气喘，上臂内侧疼痛，鼻出血，鼻炎，眼病等。

侠白 Xiá bái

精准定位
在臂前区，肱二头肌桡侧缘，腋前纹头 4 寸，或肘横纹上 5 寸处即是。

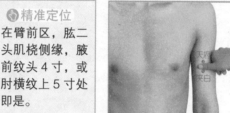

准确找穴
先找到到天府穴，向下 1 横指处即是。

按摩方法 示指和中指并拢，配合大拇指按压，早晚各 1 次，每次左右各按 1~3 分钟。

功 效 常按该穴，可止咳平喘，宣肺理气，宽胸和胃。

主 治 上臂疼痛，咳嗽，气喘，干呕，烦满，胃痛，胸痛等。

尺泽 Chǐ zé

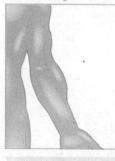

精准定位
肘横纹上，肘横纹上，肱二头肌腱桡侧凹陷处。

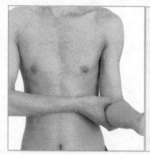

准确找穴
先找到肱二头肌腱，在其桡侧的肘横纹中即为该穴处即是。

按摩方法 弯曲拇指，以指腹按压，每天坚持用拇指按揉，每次左右各按压 1~3 分钟。

功 效 经常按摩，可滋阴润肺，止咳平喘，通络止痛。

主 治 咳嗽，气喘，咽喉肿痛，肘臂挛痛，网球肘，小儿惊风，慢性支气管炎。

孔最 Kǒng zuì

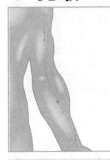

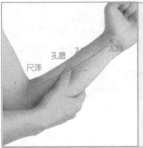

精准定位

在前臂前区，腕掌侧远端，腕横纹上7寸，尺泽穴与太渊穴连线上处即是。

准确找穴

手臂前伸，在腕横纹处找到太渊穴，再于肘横纹中定尺泽穴，两穴连线上，太渊穴上7寸即是。

按摩方法 大拇指指腹用力按揉，每日2次，每次左右各按1~3分钟。

功　　效 常按该穴，可清热止血，润肺理气，平喘利咽，还可用来治疗各种急症。

主　　治 咳嗽，气喘，咽喉肿痛，肘臂挛痛，头痛，急性出血，胸痛，痔疮等。

列缺 Liè quē

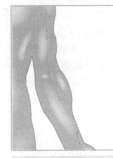

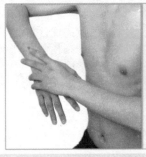

精准定位

在前臂，腕掌侧远端横纹上1.5寸，拇短肌与拇长展肌腱之间的凹陷中。

准确找穴

两手虎口相交，一手示指压另一手桡骨茎突上，示指尖到达处。

按摩方法 示指指腹揉按，或示指指端掐按，先左手后右手，左右穴各3分钟。

功　　效 长期按摩，可疏风解表，宣肺理气，止咳平喘

主　　治 咳嗽，气喘，咽喉肿痛，偏、正头痛，项强，鼻塞，鼻炎，牙痛，脱发等。

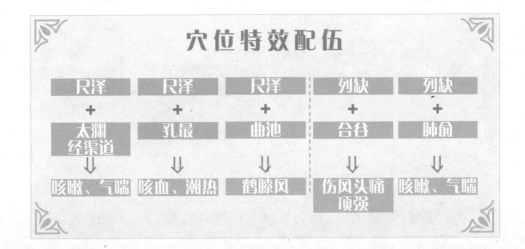

穴位特效配伍

尺泽	尺泽	尺泽	列缺	列缺
+	+	+	+	+
太渊 经渠道	孔最	曲池	合谷	肺俞
⇩	⇩	⇩	⇩	⇩
咳嗽、气喘	咳血、潮热	鹤膝风	伤风头痛 项强	咳嗽、气喘

经渠 Jīng qú

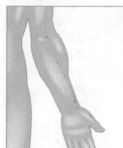

精准定位
在手臂前区，腕掌侧远端横纹上1寸，桡骨茎突与桡动脉之间凹陷处。

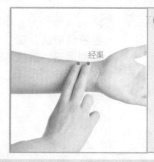

经渠

准确找穴
伸手，掌心向上，用一只手给另一只手把脉，中指指端所在位置。

按摩方法	中指指腹按揉，每次4~5分钟。
功　　效	坚持按摩，可以宣肺利咽，止咳平喘，通经活络。
主　　治	咳嗽，气喘，胸痛，胸中烦满，胸背痛，咽喉肿痛，牙痛，呕吐，热病等。

太渊 Tài yuān

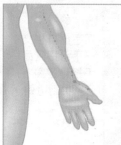

精准定位
手腕内侧，靠近大拇指指侧，动脉搏动处。

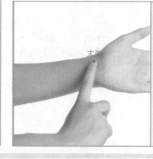

太渊

准确找穴
掌心向上，腕横纹外侧摸到桡动脉，其外侧即是。

按摩方法	大拇指及指甲尖轻轻掐按，左右穴各按1~3分钟。
功　　效	常按可祛风化痰，理肺止咳，通经活络。
主　　治	咳嗽，胸背痛，脉管炎，手腕疼痛，鼻塞，咽喉肿痛，胃酸，闭经等。

鱼际 Yú jì

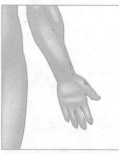

精准定位
在手外侧，位于第1掌骨中点桡侧，赤白肉际处。

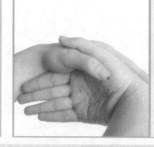

准确找穴
一只手轻握另一只手手背，大拇指指尖垂直下按第1掌骨中点肉际处即是。

按摩方法	大拇指指端垂直地轻轻掐按，左右穴各按摩1~3分钟。也可经常两手对搓。
功　　效	坚持按摩，能增强肺功能，改善体质，提高免疫力。
主　　治	咳嗽，咯血，哮喘，咽干，咽喉肿痛，胃出血，咽喉炎，汗不出，肺炎等。

少商 Shào shāng

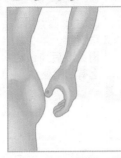

精准定位
在手指，大拇指末节桡侧，距指甲根角侧旁开约0.1寸。

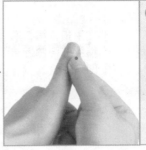

准确找穴
将大拇指伸直，用另一只手大拇指弯曲掐按该手大拇指甲角边缘处即是。

按摩方法	大拇指指尖轻轻掐揉，左右两穴各1~3分钟。
功　效	按摩该穴，能清热，利咽，开窍。
主　治	咳嗽，喉痹，肺炎，扁桃体炎，流行性感冒，小儿惊风，呃逆，高脂血症等。

商阳 Shāng yáng

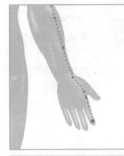

精准定位
在示指末节桡侧缘，靠近大拇指一侧，距指甲根角侧上方0.1寸。

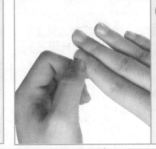

准确找穴
右手掌背朝上，屈曲左手大拇指，以指甲尖垂直掐按靠大拇指指侧的示指指甲角，右指甲根处即是。

按摩方法	大拇指指尖垂直掐按，力度不宜过大，每天掐按1~3分钟。
功　效	常按可清热解表，利咽醒脑，理肺止咳。
主　治	牙痛，咽喉肿痛，热病，昏迷，胸闷，哮喘，咳嗽，腮腺炎，口腔炎等。

二间 èr jiān

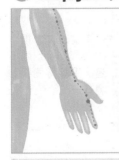

精准定位
在手指，第2掌指关节桡侧远端赤白肉际处。

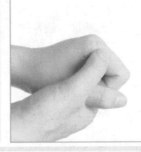

准确找穴
自然弯曲示指，第2掌指关节前缘，靠大拇指指侧，触之有凹陷处。

按摩方法	大拇指指尖垂直掐按，或用指腹按揉，每次左右穴各1~3分钟。
功　效	坚持按摩，可清热利咽，增强肺功能，提高免疫力。
主　治	鼻出血，咽喉肿痛，热病，牙痛，下牙痛，颌肿等。

三间 Sān jiān

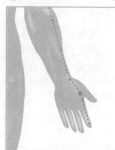

精准定位
在手指，第2掌指关节桡侧近端凹陷处。

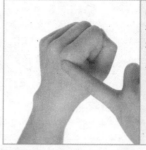

准确找穴
微握拳，第2掌指关节后缘，触之有凹陷处。

按摩方法	大拇指指腹按揉，左右穴各1~3分钟。
功 效	按摩该穴，能泄热止痛，利咽平喘。
主 治	牙痛，咽喉肿痛，腹胀，肠鸣，身热胸闷，眼痛，手部红肿疼痛等。

合谷 Hé gǔ

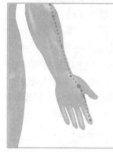

精准定位
在手背，第2掌骨桡侧的中点。

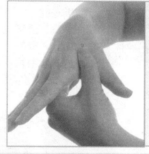

准确找穴
右手拇指、示指张开呈90°，以左手拇指尖关节横纹压在右手虎口上，指尖点到处即是。

按摩方法	大拇指与示指夹住穴位所在位置的上下方捏揉，每次1~3分钟。
功 效	常按该穴，能疏风解表，行血活气，通络镇痛。
主 治	头痛，牙痛，目赤肿痛，发热，感冒，三叉神经痛，咽喉肿痛，腕关节痛等。

阳溪 Yáng xī

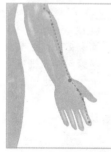

精准定位
在腕区，腕背横纹桡侧，大拇指上翘时，拇短伸肌腱与拇长伸肌腱之间的凹陷中处即是。

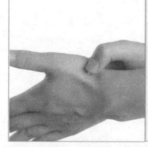

准确找穴
手掌侧放，大拇指伸直向上翘起，手腕背侧桡侧有一凹陷处。

按摩方法	大拇指指尖垂直掐按，每次1~3分钟。
功 效	它是医治人体头面部疾病的重要穴位，可平肝潜阳，清热散风。
主 治	头痛，咽喉肿痛，目赤肿痛，牙痛，耳鸣，烟瘾发作，手腕疼痛等。

偏历 Piān lì

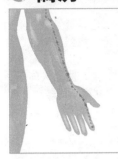

精准定位 在前臂背面桡侧，当阳溪穴与曲池穴连线上，腕横纹上3寸处即是。

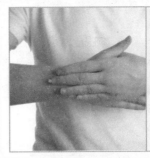

准确找穴 两手虎口垂直交叉，中指端落于前臂背面处的凹陷处即是。

按摩方法	大拇指指腹按揉，适度用力，每次1~3分钟。
功　效	经常按摩，可以平肝潜阳，清热利尿，消肿止痛。
主　治	目赤，耳鸣，鼻出血，咽喉肿痛，手臂酸痛，腹痛肠鸣，小便不利等。

温溜 Wēn liū

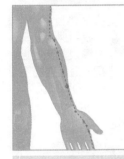

精准定位 在前臂背面桡侧，当阳溪穴与曲池穴连线上，腕横纹上5寸处即是。

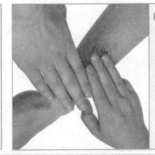

准确找穴 先确定阳溪穴的位置，向上量取7横指处即是该穴处即是。

按摩方法	拇指横放穴位处，其余四指握住手臂，拇指指腹向下按压。每次1~3分钟。
功　效	坚持按摩，可以平肝潜阳，清热止痛。
主　治	咽喉肿痛，肩背酸痛，肠鸣腹痛等。

下廉 Xià lián

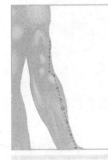

精准定位 在前臂背面桡侧，当阳溪穴与曲池穴连线上，肘横纹下4寸处即是。

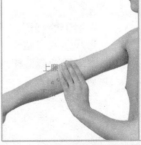

准确找穴 先找到上廉穴向下1横指处。

上廉

按摩方法	示指和中指并拢，用指腹垂直按压，左右穴各1~3分钟。
功　效	经常按摩，可以调理肠胃，通经活络，有效祛病保健。
主　治	头痛，眩晕，目痛，腹胀，腹痛，手、肘、肩无力，肺结核，上肢瘫痪等。

上廉 Shàng lián

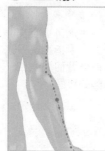

精准定位

在前臂背面桡侧，当阳溪穴与曲池穴连线上，肘横纹下3寸处即是。

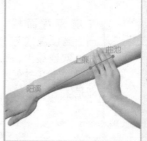

准确找穴

先找到曲池穴、阳溪穴，两者连线，曲池穴向下4横指即是。

按摩方法 示指和中指并拢，指腹垂直按压，每次左右穴各1~3分钟。

功 效 按摩该穴，可祛风止痉，清肠、治便秘。

主 治 半身不遂，手臂麻木，肠鸣，腹痛，头痛，上肢肿痛等。

手三里 Shǒu sān lǐ

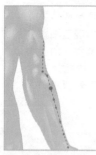

精准定位

在前臂，阳溪穴与曲池的连线上，肘横纹下2寸处即是。

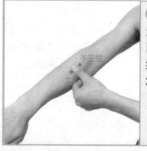

准确找穴

先找到曲池穴、阳溪穴，两者连线，曲池穴向下3横指即是。

按摩方法 常按可通经活络，有助于缓解上肢疲劳、酸痛。

功 效 双手交叉，在胸前呈环抱状，用拇指交替按揉两臂的手三里穴。

主 治 手臂麻木，牙痛，泄泻，肘部疼痛，脘腹胀痛，颈椎病，皮肤瘙痒等。

曲池 Qū chí

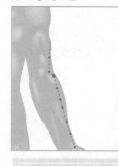

精准定位

在肘部的桡侧，当尺泽穴和肱骨外上髁连线的中点处。

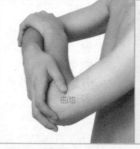

准确找穴

正坐，轻抬右臂，屈肘将手肘内弯，用另一手大拇指下压此处凹陷处即是。

按摩方法 手肘弯曲，另一只手的大拇指指腹按压，其余四指扶手臂。

功 效 它是强壮身体的要穴之一，可宣统经气，清热和营，舒筋活络。

主 治 热病，咽喉肿痛，牙痛，目赤痛，眩晕，前臂疼痛，肘部疼痛，糖尿病等。

肘髎 Zhǒu liáo

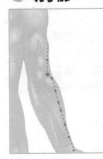

精准定位
在肘区，髁上嵴的前缘，当肱骨外上髁上缘处。

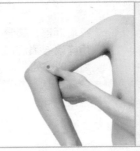

准确找穴
先找到曲池穴，向上量取1寸处即是该穴。

按摩方法 大拇指指腹按揉，每天早晚各1次，每次1~3分钟。

功　　效 按摩该穴，能息风止痉，活络止痛，消肿散结。

主　　治 肩臂肘疼痛，上肢麻木、挛急，上肢瘫痪等。

手五里 Shǒu wǔ lǐ

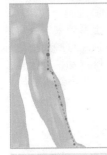

精准定位
在臂外侧，当曲池穴与肩髃穴连线上，肘横纹上3寸处。

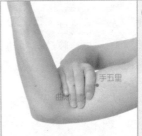

准确找穴
手臂外侧，曲池穴上4横指处。

按摩方法 大拇指指腹按揉，适度用力，左右穴各1~3分钟。

功　　效 经常按摩，可息风止痉，理气散结。

主　　治 肘臂挛痛，瘰疬，上肢不遂，肩周炎，疟疾，咳嗽，吐血，胃脘部胀满等。

臂臑 Bì nào

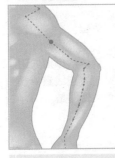

精准定位
在臂外侧，三尾肌前缘处，曲池穴上7寸处。

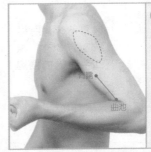

准确找穴
屈肘，紧握拳，在三角肌下端偏内侧，曲池穴上7寸处即是该穴。

按摩方法 大拇指指腹点揉，适度用力，每日2次，每次1~3分钟。

功　　效 坚持按摩，可以镇痛止痛，清热明目，消肿散结。

主　　治 肩臂痛，瘰疬，目痛，肩周炎，颈项拘挛，肩部红肿，颈淋巴结核等。

巨骨 Jù gǔ

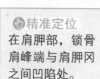

🖐 **精准定位**
在肩胛部，锁骨肩峰端与肩胛冈之间凹陷处。

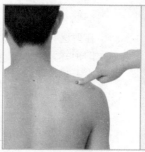

🖐 **准确找穴**
沿着锁骨向外摸至肩峰端，再找背部肩胛冈，两者之间凹陷处。

按摩方法 大拇指指腹按揉，适度用力，左右穴各 1~3 分钟。

功　效 经常按摩，可以养护肩部。

主　治 手臂挛痛，半身不遂，上臂抬举不便等。

极泉 Jí quán

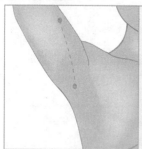

🖐 **精准定位**
在腋区，腋窝中央，腋动脉搏动处即是。

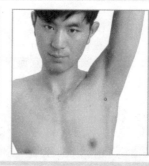

🖐 **准确找穴**
上臂外展，腋窝顶点可触摸到动脉搏动，按压有酸胀感处即是。

按摩方法 大拇指按压，其余四指挟住肩膀，或用中指指尖按压，每次 1~3 分钟。

功　效 经常按摩，能宽胸宁神，理气止痛，是治疗冠心病的常用穴。

主　治 肩臂疼痛，腋臭，胸闷，咽干，喉痒，干呕，胃痛，目黄，乳汁分泌不足等。

青灵 Qīng líng

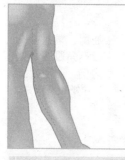

🖐 **精准定位**
在臂前区，肘横纹上方 3 寸，肱二头肌的内侧沟中处即是。

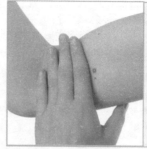

🖐 **准确找穴**
伸臂，确定少海穴与极泉穴位置，从少海穴沿二者连线量 4 横指处即是。

按摩方法 大拇指指腹按揉，其余四指轻托手臂，左右穴各按揉 1~3 次。

功　效 坚持按摩，可利胆退黄，通经活络。

主　治 头痛，目黄，胁痛，肩臂疼痛，腋下肿痛等。

少海 Shào hǎi

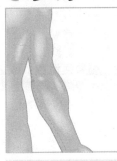

精准定位
在肘前区，横平肘横纹，肱骨内上髁前缘。

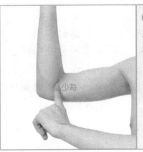

准确找穴
屈肘 90°，肘横纹内侧端凹陷处即是。

按摩方法 手肘弯曲，另一只手的示指和大拇指指腹揉捏该穴，每次 1~3 分钟。

功　　效 经常按摩，可理气通络，养心安神，消肿散结。

主　　治 心痛，癫狂，腋下肿痛，肘臂疼痛，眼睛充血，失眠，健忘，颈淋巴结核等。

通里 Tōng lǐ

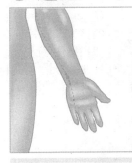

精准定位
在前臂前区，腕掌侧远端横纹上 1.5 寸，尺侧腕屈肌腱的桡侧缘处即是。

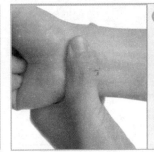

准确找穴
用力握拳，沿两筋（掌长肌腱与桡侧腕屈肌腱）间的凹陷从腕横纹向上 1 横指处即是。

按摩方法 大拇指指腹按揉，每天早晚各 1 次，每次 1~3 分钟。

功　　效 经常按摩，可活络止痛，宁心安神。

主　　治 心痛，心悸，头痛，肘臂挛痛，胃痛，目赤肿痛，扁桃体炎，面赤热等。

灵道 Líng dào

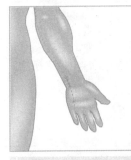

精准定位
在前臂前区，腕掌侧远端横纹上 1.5 寸，尺侧腕屈肌腱的桡侧缘处即是。

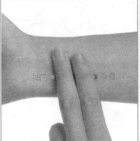

准确找穴
先找到神门穴，再向上 2 横指。

按摩方法 大拇指指腹按揉，左右穴各 1~3 分钟。

功　　效 经常按摩，可镇静安神，祛风止痛。

主　　治 头痛，目眩，臂内侧痛，指挛，腕部疼痛，心悸，心痛，扁桃体炎等。

阴郄 Yīn xì

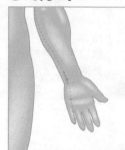

🖑 **精准定位**

在前臂前区，腕掌侧远端横纹上0.5寸，尺侧腕屈肌腱的桡侧缘处即是。

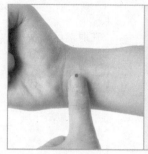

🖑 **准确找穴**

用力握拳，沿两筋（掌长肌腱桡侧腕屈肌腱）间的凹陷从腕横纹向上半横指处。

按摩方法 拇指指腹边转动边按压，每日2次，每次1~3分钟。

功　效 坚持按摩，可宁心安神，清热止血。

主　治 心痛，惊悸，盗汗，胃脘部疼痛，吐血，鼻出血，暴喑，虚劳等。

神门 Shén mén

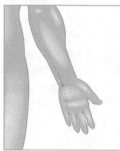

🖑 **精准定位**

腕前区，腕掌侧远端横纹尺侧端，尺侧腕屈肌腱的桡侧凹陷处即是。

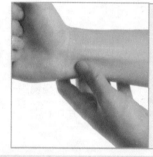

🖑 **准确找穴**

微握拳，另一手四指握住手腕，弯曲大拇指，指甲尖所在的凹陷处即是。

按摩方法 大拇指指尖垂直掐按，先左后右，两穴各掐按1~3分钟。

功　效 经常按摩，可养心安神，理气止痛，平肝息风。

主　治 心悸，心烦，健忘，失眠，缓解压力，头痛，头昏，胸闷，腕关节疼痛等。

少府 Shào fǔ

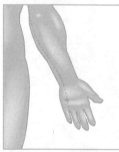

🖑 **精准定位**

在手掌，第4、第5掌骨之间，横平第5掌指关节近端。

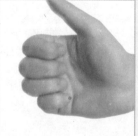

🖑 **准确找穴**

半握拳，小指切压掌心第1横纹上，小指尖所指处即是。

按摩方法 大拇指指尖按压，左右穴各3~5分钟。

功　效 心经气血在此聚集，经常按摩，可清心泻火，养心安神。

主　治 胸痛，疝气，心悸，冠心病，外阴瘙痒疼痛，牙齿疼痛，子宫脱垂等。

前谷 Qián gǔ

手太阳小肠经

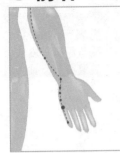

精准定位
在手指，第5掌指关节尺侧远端赤白肉际凹陷中处即是。

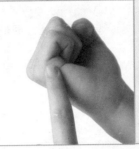

准确找穴
握拳，小指掌指关节前有一皮肤皱襞突起，其尖端处即是。

按摩方法 拇指指腹揉按，每日2次，每次1~3分钟。

功　　效 坚持按摩，可清热消肿，安神定志，通络止痛。

主　　治 头痛，咽喉肿痛，口疮，头项急痛，臂痛不得举，腮腺炎，乳腺炎等。

少泽 Shào zé

手太阳小肠经

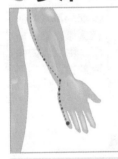

精准定位
在手指，小指末节尺侧，即小指指甲根部的外侧，距指甲根角侧上方0.1寸。

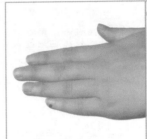

准确找穴
伸小指，沿指甲底部与指尺侧引线，交点处即是。

按摩方法 大拇指和示指夹住该穴，用力按压，每次1~3分钟。

功　　效 按摩该穴，能清热利咽，通乳开窍，明目退翳，是女性保健的重要穴位。

主　　治 头痛，发热，眼睛干涩充血，中风昏迷，耳鸣，耳聋，乳腺炎等。

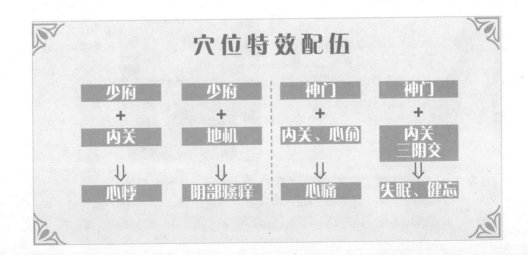

穴位特效配伍

少府 + 内关 ⇩ 心悸

少府 + 地机 ⇩ 阴部瘙痒

神门 + 内关、心俞 ⇩ 心痛

神门 + 内关 三阴交 ⇩ 失眠、健忘

后溪 Hòu xī

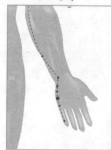

⚙ 精准定位
在手内侧，第5掌指关节尺侧近端赤白肉际凹陷中处即是。

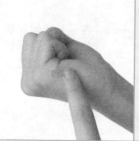

⚙ 准确找穴
握拳，小指掌指关节后有一皮肤皱襞突起，其尖端处即是。

按摩方法	大拇指指腹向掌心方向垂直下压，每次1~3分钟。
功　效	按摩该穴，有清心安神，祛风止痉，镇肝止痛。
主　治	头项强痛，颈项不得回顾，颈肩部疼痛，肘臂小指拘急疼痛，腰扭伤等。

腕骨 Wàn gǔ

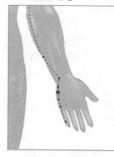

⚙ 精准定位
在腕区，第5掌骨基底与三角骨之间的赤白肉际凹陷中。

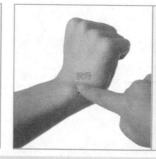

⚙ 准确找穴
微握拳，掌心向下，由后溪穴向腕部推，摸到两骨结合凹陷处。

按摩方法	用拇指指腹按压，每日2次，每次按压1~3分钟。
功　效	经常按摩，可理气止痛，除湿降浊，祛风止痉。
主　治	黄疸，汗不出，前臂痛，头痛，耳鸣，颊颌肿痛，口腔炎，指挛等。

阳谷 Yáng gǔ

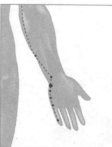

⚙ 精准定位
在腕后区，尺骨茎突与三角骨之间的凹陷中。

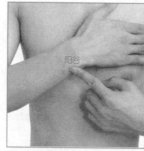

⚙ 准确找穴
尺骨茎突远端的凹陷中。

按摩方法	大拇指指腹按压，并做圈状按摩，每次按压1~3分钟。
功　效	按摩该穴位，可明目安神，平肝潜阳，活络止痛。
主　治	头痛，目眩，高血压，耳鸣，耳聋，热病，癫狂痫，臂外侧痛，癫痫等。

养老 Yǎng lǎo

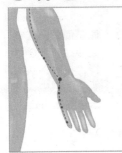

精准定位
在前臂后区，腕背横纹上1寸，尺骨头桡侧凹陷中处即是。

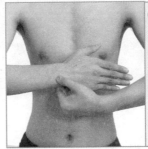

准确找穴
屈腕掌心向胸，沿小指指侧隆起高骨往桡侧推，触及一骨缝处。

按摩方法 示指指尖垂直向下按揉，左右穴各1~3分钟。

功　　效 坚持按摩，可清脑明目，息风止痛，舒筋活络。

主　　治 目视不明，急性腰痛，肘部红肿，腕关节损伤，落枕等。

支正 Zhī zhèng

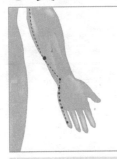

精准定位
在前臂后区，腕背侧远端横纹上5寸，尺骨尺侧与尺侧腕屈肌之间处即是。

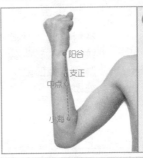

准确找穴
屈肘，确定阳谷穴与小海穴位置，取二者连线中点向阳谷侧1横指处即是。

阳谷　小海　支正　中点

按摩方法 大拇指指腹按揉，力度适中，每日2次，每次1~3分钟。

功　　效 坚持按摩，可安神定志，清热解表，缓痉止痛。

主　　治 腰背酸痛，四肢无力，头痛，目眩，发热恶寒，癫痫，精神病等。

小海 Xiǎo hǎi

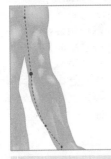

精准定位
在肘后区，尺骨鹰嘴与肱骨内上髁之间的凹陷处即是。

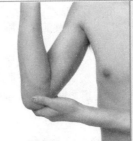

准确找穴
屈肘，肘尖最高点与肘部内侧高骨最高点间凹陷处即是。

按摩方法 大拇指指腹垂直下压、揉按，左右穴各1~3分钟。

功　　效 按摩该穴，可安神定志，平肝潜阳，清热通络。

主　　治 肘臂疼痛，手指发麻，癫痫，耳鸣，颈项痛，牙龈肿痛，目眩，小腹痛等。

天泉 Tiān quán

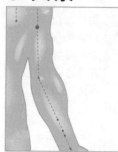

⊕精准定位
在臂前区，腋前纹头下2寸，肱二头肌长、短头之间。

⊕准确找穴
伸肘仰掌，腋前纹头直下3横指，在肱二头肌肌腹间隙中，按压有酸胀感处。

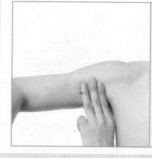

按摩方法 中指指腹按压，每日2次，每次1~3分钟。

功　效 经常按摩，可宣肺止咳，通络止痛。

主　治 咳嗽，呃逆，心痛，上臂内侧痛，胸胁胀满，胸背痛等。

曲泽 Qū zé

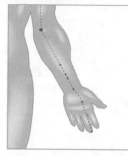

⊕精准定位
在肘前区，肘横纹中，肱二头肌腱尺侧缘凹陷中处即是。

⊕准确找穴
肘微弯，肘弯里可摸到一条大筋，其内侧横纹上可触及凹陷处即是。

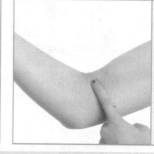

按摩方法 用大拇指指腹，边指压边轻轻按揉，每次1~3分钟。

功　效 坚持按摩，可疏通心络，健脾和胃，止痛止泻。

主　治 肘臂疼痛，网球肘，胃痛，急性肠胃炎，呕吐，泄泻，胸闷，支气管炎等。

郄门 Xì mén

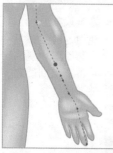

⊕精准定位
在前臂前区，腕掌侧远端横纹上5寸，在桡侧屈腕肌腱与掌长肌腱之间。

⊕准确找穴
微屈腕握拳，从腕横纹向上3横指，两条索状筋之间是内关穴，再向上4横指处即是。

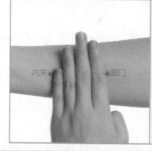

内关　　郄门

按摩方法 用左手拇指按定右手郄门，然后右手腕向内转动45°再返回，按摩1分钟。

功　效 坚持按摩，可宁身安神，涤痰开窍，凉血止血。

主　治 心绞痛，心动过速或过缓，心律不齐，呕血，鼻塞，鼻出血，乳腺炎等。

间使 Jiān shǐ

手厥阴心包经

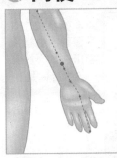

精准定位
在前臂前区，腕掌侧远端横纹上3寸，掌长肌腱与桡侧腕屈肌腱之间。

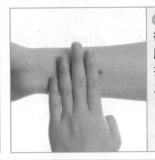

准确找穴
微屈腕握拳，从腕横纹向上4横指，两条索状筋之间即是。

按摩方法 拇指指腹按压，力度适中，左右穴各1~3分钟。

功　　效 按摩该穴，可定悸止惊，清热利湿，宽胸和胃。

主　　治 失眠，健忘，心痛，心肌炎，呕吐，疟疾，感冒，荨麻疹，小儿惊风等。

内关 Nèi guān

手厥阴心包经

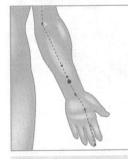

精准定位
在前臂前区、腕掌侧远端横纹上2寸，掌长肌腱与桡侧腕屈肌腱之间。

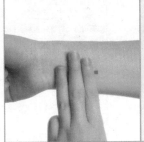

准确找穴
屈肘，微握拳，从腕横纹向上3横指，两条索状筋之间即是。

按摩方法 大拇指指尖垂直招按1~3分钟，有酸胀、微痛的感觉。

功　　效 长期坚持按摩，可宽胸理气，和胃降逆，养心安神。

主　　治 失眠，烦躁，心绞痛，胸闷，咳嗽，头晕，晕车，冠心病，前列腺疾病等。

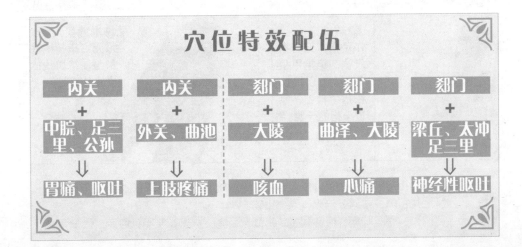

穴位特效配伍

内关	内关	郄门	郄门	郄门
+	+	+	+	+
中脘、足三里、公孙	外关、曲池	大陵	曲泽、大陵	梁丘、太冲足三里
⇓	⇓	⇓	⇓	⇓
胃痛、呕吐	上肢疼痛	咳血	心痛	神经性呕吐

劳宫 Láo gōng

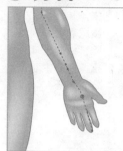

精准定位
在手掌心，第2、第3掌骨之间偏于第三掌骨。

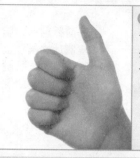

准确找穴
手握拳，中指指尖压在掌心的第一横纹处即是。

按摩方法	大拇指指尖垂直掐按，用力稍重，早晚各1次，每次3~5分钟。
功　　效	坚持按摩，能够涤痰开窍，和胃降逆，它是治疗心脏疾病的主要穴位之一。
主　　治	黄疸，口臭，疲劳，情绪烦躁，缓解压力，心前区闷痛，胃痛，便血等。

中冲 Zhōng chōng

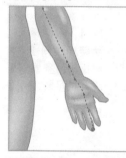

精准定位
手中指指尖中央，距离指甲游离缘0.1寸处。

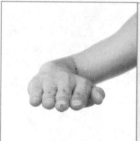

准确找穴
微曲指，在中指末端最高点取穴处即是。

按摩方法	示指指腹揉按穴位，左右穴位各1~3分钟。
功　　效	按摩该穴，可苏厥开窍，清心泄热，醒神通络。
主　　治	心痛，心悸，中风，中暑，昏迷，晕车，耳聋，小儿惊风，高血压，脑出血。

关冲 Guān chōng

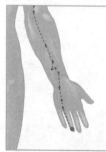

精准定位
在手指，无名指尺侧，距指甲根角侧上方0.1寸，在指甲根部，靠近小指的一侧。

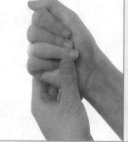

准确找穴
沿无名指指甲底部与侧缘引线的交点处即是。

按摩方法	大拇指指尖垂直掐按，用力稍重，早晚各1次，每次2~3分钟。
功　　效	经常按摩，可清肝泻火，通络止痛。
主　　治	眩晕，咽喉肿痛，慢性咽炎，耳聋，耳鸣，发热，头痛，疟疾，晕车等。

液门 Yè mén

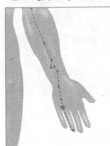

精准定位
在手背，第4、第5指间，指蹼缘后方赤白肉际凹陷中。

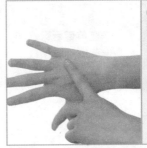

准确找穴
抬臂俯掌，手背部第4、第5指指缝间掌指关节前可触及一凹陷处即是。

按摩方法	大拇指指尖垂直招按，用力稍重，有酸胀感，每次1~3分钟。
功　效	经常按摩，可清肝泻火，豁痰开窍，通络止痛。
主　治	手背红肿，五指拘挛，腕部无力，口干，咽痛，热病汗不出，疟疾等。

外关 Wài guān

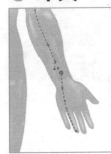

精准定位
在前臂后区，腕背侧远端横纹上2寸，尺骨与桡骨间隙中点。

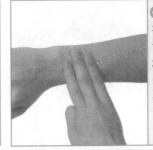

准确找穴
抬臂俯掌，掌腕背横纹中点直上3横指，前臂两骨头之间的凹陷处即是。

按摩方法	大拇指指腹按压，每日2次，每次1~3分钟。
功　效	经常按摩，可清热消肿，散瘀止痛，养阴生津。
主　治	上肢疼痛，胸胁痛，颈椎病，三叉神经痛，肘部僵直，耳鸣，前列腺疾病等。

穴位特效配伍

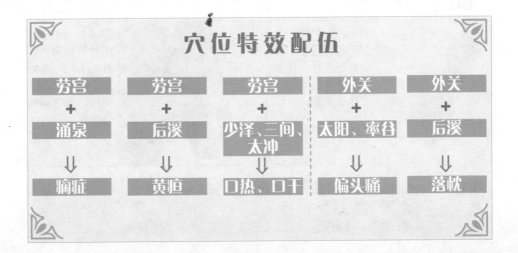

劳宫	劳宫	劳宫	外关	外关
+	+	+	+	+
涌泉	后溪	少泽、三间、太冲	太阳、率谷	后溪
⇓	⇓	⇓	⇓	⇓
痫症	黄疸	口热、口干	偏头痛	落枕

会宗 Huì zōng

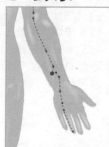

精准定位
在前臂后区，腕背侧远端横纹上3寸，尺骨的桡侧缘。

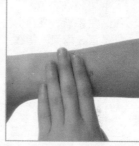

准确找穴
掌腕背横纹中点直上4横指，支沟尺侧，尺骨桡侧，大拇指指侧按压有酸胀感处。

按摩方法 大拇指指腹按压，力度适中，每日2次。

功　　效 经常按摩，可清热化痰，温通经脉。

主　　治 偏头痛，耳聋，耳鸣，咳喘，胸满，臂痛等。

三阳络 Sān yáng luò

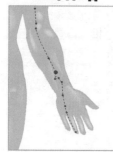

精准定位
在前臂后区，腕背侧远端横纹上4寸，尺骨与桡骨间隙中点。

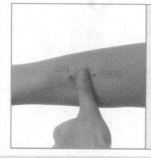

准确找穴
先找到支沟穴，直上1横指，前臂两骨头之间凹陷处即是。

按摩方法 大拇指指腹按压，每日2次，每次左右穴各按压1~3分钟。

功　　效 经常按摩，可清肝泻火，通络镇痛。

主　　治 暴喑，耳聋，手臂及肘部酸痛不举，龋牙痛，脑血管病后遗症等。

四渎 Sì dú

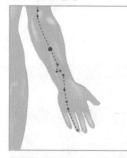

精准定位
在前臂后区，肘尖下5寸，尺骨与桡骨的间隙中点处即是。

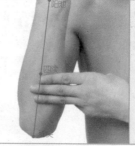

准确找穴
先找到阳池穴，其与肘尖连线上，肘尖下先4横指，再3横指处即是。

按摩方法 大拇指指腹按压，每日早、晚各1次，每次1~3分钟。

功　　效 常按可疏风清热，通络止痛。

主　　治 耳聋，耳鸣，下牙痛，头痛，眼疾，肩臂或肘关节疼痛等。

天井 Tiān jǐng

手少阳三焦经

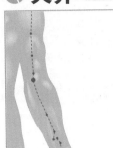

精准定位
在肘后区，肘尖上1寸凹陷中。

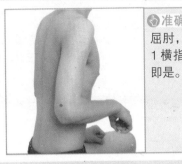

准确找穴
屈肘，肘尖直上1横指的凹陷处即是。

按摩方法：中指垂直下按，左右穴各按1~3分钟。

功　效：经常按摩，可疏肝散结，清肝泻火，通经活络。

主　治：肘部及肩臂疼痛，落枕，颈项淋巴结核，偏头痛，耳聋，耳鸣，眼疾等。

清冷渊 Qīng lěng yuān

手少阳三焦经

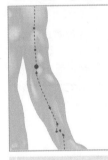

精准定位
在臂后区，当肘尖直上2寸，肘尖与肩峰角的连线上。

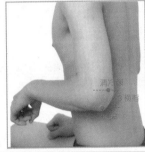

准确找穴
屈肘，肘尖直上3横指凹陷处。

按摩方法：手指指腹按压，力度适中，每次1~3分钟。

功　效：按摩该穴，能活血化瘀，利胆退黄，缓解疼痛。

主　治：头痛，目黄，牙痛，肩臂痛不能举等。

消泺 Xiāo luò

手少阳三焦经

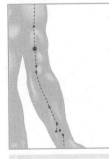

精准定位
在臂后区，肘尖与肩峰角的连线上，肘尖上5寸。

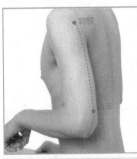

准确找穴
先取肩髎穴，其与肘尖连线上，肘尖上7横指处即是。

按摩方法：大拇指按压，每日2次，每次约2分钟。

功　效：经常按摩，能清热安神，活血化瘀。

主　治：头痛，头晕，颈项强痛，臂痛，牙痛，癫疾等。

臑会 Nào huì

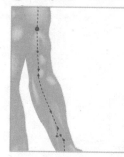

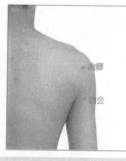

⊕精准定位
在臂后区，肩峰角下 3 寸，三角肌的舌下缘。

⊕准确找穴
先找到肩髎穴，其与肘尖连线上，肩髎穴下 4 横指处即是。

按摩方法 手指指腹按压，力度适中，每次 1~3 分钟。
功　效 长期按摩，能清热泻火，活血化瘀。
主　治 肩臂痛，肩胛肿痛，背痛，甲状腺肿大，目疾等。

中渚 Zhōng zhǔ

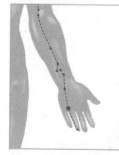

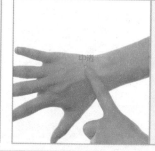

⊕精准定位
在手背，第 4、第 5 掌骨之间，第 4 掌指关节近端凹陷处。

⊕准确找穴
抬臂俯掌，手背部第 4、第 5 指指缝间掌指关节后可触及一凹陷处即是。

按摩方法 大拇指与示指上下夹按，可配合呼吸，每天早、晚各 2 次，每次 1~3 分钟。
功　效 坚持按摩，能开窍、舒筋、止痛。
主　治 眩晕，耳聋，耳鸣，热病汗不出，咽喉肿痛，颈项疼痛，肋间神经痛等。

阳池 Yáng chí

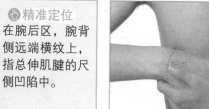

⊕精准定位
在腕后区，腕背侧远端横纹上，指总伸肌腱的尺侧凹陷中。

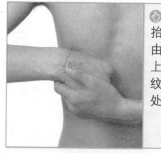

⊕准确找穴
抬臂垂腕，背面，由第 4 掌骨向上推至腕关节横纹，可触及凹陷处即是。

按摩方法 大拇指指腹按压，示指固定手腕，每次 1~3 分钟。
功　效 长期按摩，可清热消肿，通经活络，补益阳气。
主　治 手腕挫伤，腕关节损伤、红肿，前臂及肘部疼痛，糖尿病，疟疾，腹痛等。

肘尖 Zhǒu jiān

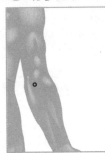

精准定位
在肘后部，屈肘时，尺骨鹰嘴尖端处。

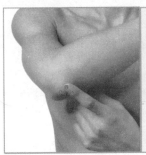

准确找穴
屈肘，摸到肘关节的最尖端处。

(按摩方法) 示指指腹揉按穴位，每次 1~3 分钟。

(功　效) 按摩该穴，能清热解毒，软坚散结。

(主　治) 颈淋巴结结核，痈疽，疥疮等。

支沟 Zhī gōu

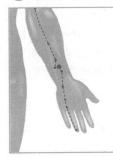

精准定位
在前臂后区，腕背侧远端横纹上3寸，前臂尺骨与桡骨间隙中点处即是。

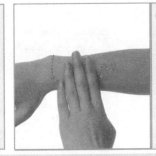

准确找穴
抬臂俯掌，掌腕背横纹中点直上4横指，前臂两骨头之间的凹陷处即是。

(按摩方法) 大拇指指腹垂直地用力按压，左右穴各按压 1~3 分钟。

(功　效) 经常按摩，可疏肝理气，活血止痛。

(主　治) 四肢水肿，胸胁痛，便秘，心绞痛，闭经，产后乳汁分泌不足，耳聋等。

二白 èr bái

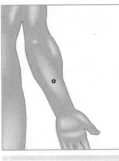

精准定位
在前臂前区，腕掌侧远端横纹上4寸，桡侧腕屈肌腱两侧，每臂2穴。

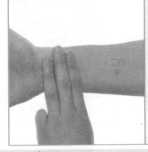

准确找穴
握拳，大拇指指侧一筋凸起，腕横纹直上2个3横指处与筋交点两侧即是。

(按摩方法) 拇指指腹按压，每次 1~3 分钟。

(功　效) 常按能提肛消痔，还可以局部止痛。

(主　治) 脱肛，痔疮，前臂神经痛，胸胁痛等。

大陵 Dà líng

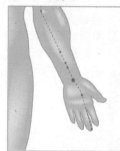

⊕精准定位
在腕前区，腕掌远端侧横纹中，桡侧腕屈肌腱与掌长肌腱之间的凹陷处。

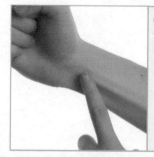

⊕准确找穴
微屈腕握拳，在腕横纹上，两条索状大筋之间。

按摩方法	大拇指指尖用力掐按，有刺痛的感觉，每天早晚各1次，每次1~3分钟。
功效	经常按摩，可宁神安心，调和脾胃，清热凉血。
主治	失眠，神经衰弱，手指麻本，腕关节损伤，牙龈肿痛，咽炎，扁桃体炎等。

少冲 Shào chōng

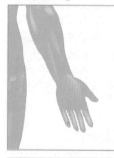

⊕精准定位
在手指，小指末节桡侧，距指甲根角侧上方0.1寸，小指指甲根部的内侧，靠近无名指一侧。

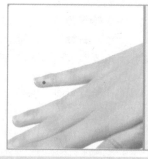

⊕准确找穴
伸小指，沿指甲底部与指桡侧引线交点处即是。

按摩方法	大拇指指尖按压，左右穴各3~5分钟。
功效	经常按摩，可开窍醒脑，祛风止痉。是休克时的急救穴。
主治	心悸，心痛，癫狂，情绪低落，肋间神经痛，中风昏迷，烦满，疝气等。

小骨空 Xiǎo gǔ kōng

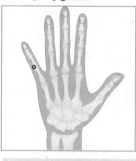

⊕精准定位
在手指，小指背面，近侧指间关节的中点处。

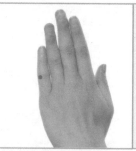

⊕准确找穴
伸出手掌，小指背侧近端指间关节横纹中点处。

按摩方法	拇指和中指拿捏，每次1~3分钟。
功效	经常按摩，能够明目止痛。
主治	目赤肿痛，咽喉肿痛，掌指关节痛等。

腰痛点 Yāo tòng diǎn

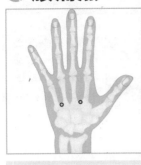
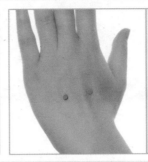

精准定位
在手背，当第2、第3掌骨及第4、第5掌骨间，腕背侧远端横纹与掌指关节中点处即是。

准确找穴
手背第2、第3掌骨间，第4、第5掌骨间，当掌背中点的凹陷处即是。

（按摩方法）拇指和中指拿捏，每次1~3分钟。

（功　效）经常按摩，能够舒筋止痛，活血化瘀。

（主　治）急性腰扭伤，头痛，目眩，耳鸣，气喘等。

外劳宫 Wài láo gōng

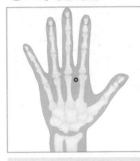
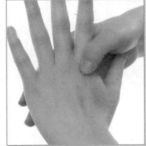

精准定位
在手背，第2、第3掌骨间，掌指关节后0.5寸凹陷中。

准确找穴
手背第2、第3掌骨间从掌指关节向后半横指处即是。

（按摩方法）手指指腹按压，力度适中。

（功　效）经常按摩，可舒筋活络，活血化瘀，祛风止痛。

（主　治）落枕，颈椎病，肩臂痛，手臂痛，偏头痛，胃痛，咽喉肿痛，口腔溃疡等。

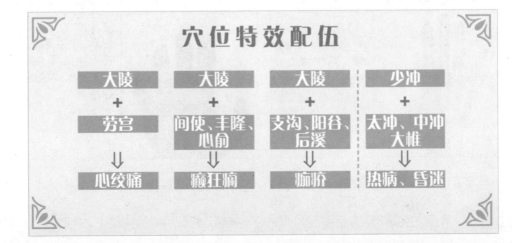

穴位特效配伍

大陵	大陵	大陵	少冲
+	+	+	+
劳宫	间使、丰隆、心俞	支沟、阳谷、后溪	太冲、中冲、大椎
⇩	⇩	⇩	⇩
心绞痛	癫狂痫	瘰疬	热病、昏迷

八邪 Bā xié

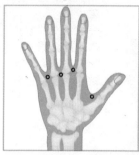

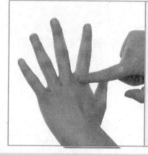

精准定位
在手背，第1~5指间，指蹼缘后方赤白肉际处，左右共8穴。

准确找穴
手背，第1~5指间，两手指根部之间，皮肤颜色深浅交界处。

按摩方法 手指指腹点揉该穴，每次1~3分钟。

功　效 经常按摩，可祛风通络，清热消肿。

主　治 手指拘挛，手指麻木，头痛，咽痛等。

四缝 Sì fèng

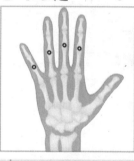

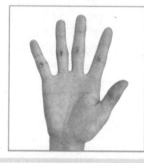

精准定位
在手指，第2~5指指掌面近侧指间关节横纹的中点，共8穴。

准确找穴
仰掌，手掌侧，第2~5指近端指间关节横纹的中点即是。

按摩方法 拇指或中指，以指腹按压穴位，每次3~5分钟。

功　效 按摩该穴，可健脾消积，祛痰导滞。

主　治 失眠，神经衰弱，痛风，腹痛，腹胀，咽痛，咳嗽，恶心，呕吐，呃逆等。

十宣 Shí xuān

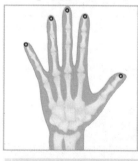

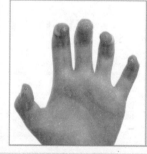

精准定位
手指的十个指端，距甲缘0.1寸，左右一共10穴。

准确找穴
仰掌，十指微曲，在十指尖端，指甲游离缘尖端处即是。

按摩方法 用拇指和示指分别捏揉该穴15~20分钟，双手交替进行。

功　效 按摩该穴，可清热开窍，醒神。

主　治 急性咽喉炎，急性胃肠炎，高血压，癫痫，抽搐，高热，昏迷，休克等。

中泉 Zhōng quán

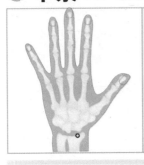

精准定位 在前臂后区，腕背侧远端横纹上，指总伸肌腱桡侧的凹陷中。

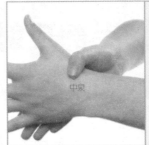

准确找穴 手用力撑开，总伸肌腱与腕背横纹交点靠大拇指指侧的凹陷处。

中泉

按摩方法 中指指腹揉按，每次 1~3 分钟。

功　　效 经常按摩，可降逆止呕，舒胸止痛。

主　　治 支气管炎，支气管哮喘，胃炎，肠炎等。

中魁 Zhōng kuí

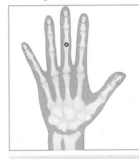

精准定位 在手指，中指背面，近侧指间关节的中点处。

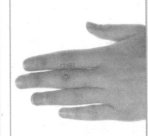

准确找穴 中指背侧靠近心脏端的指间关节中点处即是。

中魁

按摩方法 拇指和中指拿捏，每次 1~3 分钟。

功　　效 经常按摩，可降逆消食，舒胸止呕。

主　　治 反胃，呕吐，急性胃炎，贲门梗阻，鼻出血等。

大骨空 Dà gǔ kōng

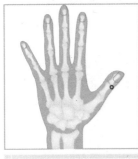

精准定位 在手指，大拇指背面，指间关节的中点处。

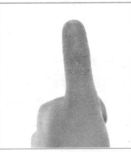

准确找穴 握拳，大拇指翘起，大拇指指关节背侧横纹中点处即是。

大骨空

按摩方法 拇指和中指拿捏，每次 1~3 分钟。

功　　效 经常按摩，可退翳明目。

主　　治 结膜炎，角膜炎，白内障，目痛，鼻出血，急性胃肠炎，吐泻等。

手部反射区按摩

　　身体内的一些组织与器官，常常会在肢体的某些部位，留下一个点状或者片状的投影区。通常较大的片，被称为反射区。人体的每个脏腑器官均在手上有相应的反射区，内在脏腑器官的信息就可以通过这些反射区反映出来，对这些反射区进行按摩等刺激，就能有效地调整脏腑器官的功能，维持机体的正常运转与平衡。

　　手部反射区的分布具有一定的规律。人体上部所对应的反射区分布在手指、掌指关节处，心、肺所对应的反射区在手掌的中间部分，肾、膀胱、生殖器官的反射区位于手掌的下部，肝、胆的反射区位于手掌的尺侧。

常用按摩方法

推法

　　推法是用指掌、手掌或手根、大鱼际、小鱼际、单指、多指对某一部位进行单向直线推移。用推法按摩时，指掌或鱼际紧贴体表，平稳、持续、缓慢地进行单向直线推进。推法多用于手部纵向长线穴位或沿手指各侧推动。

揉法

　　揉法是用拇指或中指指腹按于反射区上，腕关节放松，用前臂的运动带动腕关节和手指，做轻柔缓和的旋转揉动。

　　用揉法按摩时，指、掌皮肤与穴位处的皮肤相对位置不变，做有节律、速度均匀的环形运动，用力轻柔、和缓，由轻到重。揉法应用范围比较广泛。

掐法

　　掐法是用指端甲缘重按穴位，而不刺破皮肤的方法。用掐法按摩时，手指垂直用力掐按摩部位，用力由轻到重，时间要短，避免掐破皮肤。掐法多用于关节处和指端处。

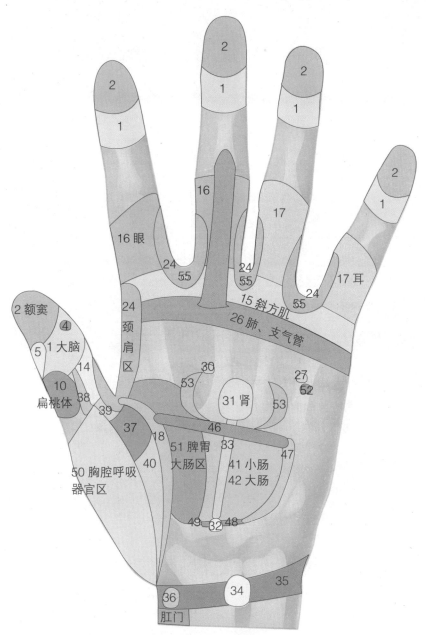

左手正面

4 垂体	30 肾上腺	36 腹股沟	46 横结肠
5 鼻	32 膀胱	37 胰腺	47 降结肠
14 颈项	33 输尿管	38 食管、气管	48 乙状结肠
18 甲状腺	34 生殖腺	39 胃	49 肛管
27 心	35 前列腺、子宫、	40 十二指肠	53 腹腔神经丛
	阴道、尿道		

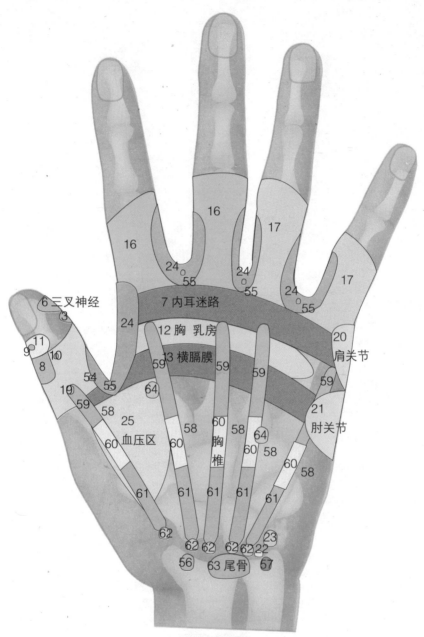

6 三叉神经
3
7 内耳迷路
11
24
9
8 10
12 胸 乳房
13 横膈膜
20 肩关节
54
55
10
59
64
59
59
59
21 肘关节
59
58
25
58
60
58 64
血压区
60
60
胸椎
60 58
60
61
61
61
61
58
61
62
62 62 62 62 22
23
56
63 尾骨
57

16
17
16
17
24
55
24
55
24
55

右手背面

3 小脑、脑干　　11 上、下颌　　52 脾　　　　　57 上身淋巴结　62 骶骨
8 喉气管　　　　19 甲状旁腺　　54 胸腺淋巴结　58 脊柱　　　　64 肋骨
9 舌　　　　　　22 髋关节　　　55 头颈淋巴结　59 颈椎
10 扁桃体　　　　23 膝关节　　　56 下身淋巴结　61 腰椎

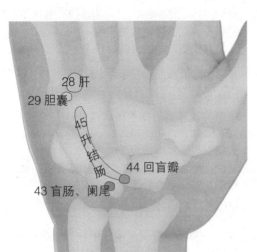

右手正面

手部常用反射区

大脑

主治: 头痛, 头晕, 失眠, 神经衰弱, 视觉受损, 脑震荡, 脑卒中, 高血压, 中风。

按摩方法: 用拇指或中指指尖按压此穴 3~6 分钟。

额窦

主治: 前头痛, 头顶痛, 脑震荡, 鼻窦炎, 眼耳口鼻疾病。

按摩方法: 用拇指指端或牙刷柄在反射区上点按 20~30 次。

鼻

主治: 鼻炎, 鼻窦炎, 过敏性鼻炎, 鼻出血, 鼻息肉, 上呼吸道感染, 头晕, 头痛。

按摩方法: 用力掐揉或点按 20~30 次。

扁桃体

主治: 扁桃体炎, 上呼吸道感染, 发热。

按摩方法: 向手指尖方向用力推按, 每次 20~30 次, 以有麻胀感为宜。

颈项

主治: 颈项酸痛, 颈项僵直, 颈部伤筋, 落枕, 头晕, 头痛, 颈椎病, 高血压, 消化道疾病。

按摩方法: 向指根方向全方位推按, 每日 10 次。

斜方肌

主治: 颈, 肩, 背部疼痛, 落枕, 颈椎病。

按摩方法: 由尺侧向桡侧推按或点按, 每日 20 次。

眼

主治: 结膜炎, 角膜炎, 近视, 远视, 青光眼, 白内障, 老花眼。

按摩方法: 按压反射区敏感点 20~30 次, 有麻胀感最佳; 或由桡侧向尺侧推按, 掌面和掌背各按数次。

耳 (左耳反射区在右手上, 右耳反射区在左手上)

主治: 中耳炎, 耳聋, 耳鸣, 眩晕, 晕车船。

按摩方法: 在反射区的敏感点用力按压 30 次。

甲状腺

主治: 甲状腺炎, 反烦躁, 心悸, 失眠, 感冒。

按摩方法: 由桡侧赤白肉际处推向虎口 10~30 次; 揉按反射区敏感点 10~30 次。

颈肩区

主治: 肩周炎, 颈椎病, 颈肩部筋膜炎, 落枕。

按摩方法: 由反射区向指根部用力推按或掐按 10~20 次。

肺、支气管

主治: 肺炎, 支气管炎, 肺气肿, 肺结核, 肺癌, 胸闷, 鼻炎, 皮肤病, 便秘, 腹泻。

按摩方法: 从尺侧向桡侧推按 20 次; 由中指根部向指尖方向推按 10~30 次, 掐按中指根部敏感点 20~30 次。

心

主治: 心律不齐, 心绞痛, 心悸, 胸闷, 高血压, 低血压, 失眠, 盗汗。

按摩方法: 向手指方法推按 20~30 次。

肝

主治: 肝炎, 肝硬化, 腹胀, 腹痛, 眩晕, 眼病, 脾气暴躁, 指甲疾患。

按摩方法: 用左手示指和中指拿捏 30 次。

胆囊

主治: 胆囊炎, 胆石症, 厌食, 消化不良, 高脂血症, 惊恐不安, 肝脏疾病, 痤疮。

按摩方法: 用力按压或拿捏 20 次。

肾上腺

主治：肾上腺功能亢进或低下，头晕，昏厥，高血压，指端麻痹，手掌多汗，感染，过敏性疾病，哮喘，风湿病，糖尿病，生殖系统疾病。

按摩方法：在反射区的敏感点用力按压20~40次。

肾

主治：肾炎，肾结石，高血压，水肿，贫血，慢性支气管炎，骨折，斑秃，前列腺炎。

按摩方法：在反射区的敏感点用力按压10~30次。

膀胱

主治：膀胱炎，尿道炎，高血压，动脉硬化。

按摩方法：向手腕方向点按20~30次。

输尿管

主治：输尿管炎，肾积水，高血压，动脉硬化，风湿症，泌尿系统感染。

按摩方法：向手腕方向推按20~30次，反射区有热胀感最佳。

生殖腺（卵巢、睾丸）

主治：性功能低下，不孕不育症，前列腺增生，痛经。

按摩方法：用力按揉反射区的敏感点20~40次。

前列腺、子宫、阴道、尿道

主治：前列腺炎，子宫内膜炎，阴道炎，尿道炎，尿路感染，白带增多。

按摩方法：由中间向两侧分推30~50次，有酸胀感为宜。

腹股沟

主治：性功能低下，前列腺增生，生殖系统疾病，疝气，小儿腹胀，年老体弱。

按摩方法：用力按揉反射区的敏感点20~30次。

胰腺

主治：胰腺炎，胰腺肿瘤，糖尿病，消化不良。

按摩方法：向手腕方向推按20~30次，每日数次。

食管、气管

主治：食管炎，食管肿瘤，气管疾病。

按摩方法：向指根方向推按或掐按20~40次，有酸麻感最佳。

胃

主治：胃炎，胃溃疡，胃痛，胃胀，消化不良，呕吐，胰腺炎，糖尿病，胆囊疾病。

按摩方法：向手腕方向推按20~30次。

十二指肠

主治：十二指肠溃疡，十二指肠炎，食欲不振，消化不良，腹胀，食物中毒。

按摩方法：向手腕方向推按20~30次。

小肠

主治：急慢性肠炎，腹泻，消化不良，食欲不振，心律失常，失眠。

按摩方法：用力向手腕方向快速、均匀推按20~40次。

大肠

主治：阑尾炎，结肠炎，直肠炎，腹痛，腹胀，腹泻，消化不良，便秘，痔疮，肛裂。

按摩方法：推按、按揉或掐揉20~30虾。

盲肠、阑尾

主治：腹胀，腹泻，消化不良，阑尾炎及术后腹痛。

按摩方法：按揉或揉掐20~40次。

回盲瓣

主治：下腹胀气，腹痛。

按摩方法：每日掐揉数次。

升结肠

主治：腹痛，腹泻，结肠炎，结肠肿瘤，便秘。

按摩方法：向手指方向推按20~30次。

横结肠

主治：腹痛，腹胀，腹泻，结肠炎，便秘。

按摩方法：向手腕方向推按30次左右。

降结肠

主治：腹痛，腹胀，腹泻，肠炎，便秘，痔疮。

按摩方法：向手腕方向推按30次。

乙状结肠

主治：腹痛，腹泻，腹胀，乙状结肠炎，直肠炎，直肠癌，便秘，脱肛。

按摩方法：由尺侧向桡侧推按或点按20~40次。

肛管

主治：肛门周围炎，脱肛，肛裂，痔疮，便秘，便血。

按摩方法：用力掐按20~30次。

胸腔呼吸道器官

主治：肺炎，支气管炎，哮喘，胸闷，气短，咳嗽。

按摩方法：由反射区外侧向腕横纹推按10~30次。

胃脾大肠区

主治：腹痛，腹胀，腹泻，肠炎，消化不良，食欲不振，便秘。

按摩方法：在反射区的刺激痛点反复点刺或掐揉20~30次，至有酸胀感为宜。

脾

主治：发热，贫血，高血压，肌肉酸痛，舌炎，唇炎，食欲不振，消化不良，皮肤病。

按摩方法：在反射区的敏感点用力按压20~40次。

腹腔神经丛

主治：腹胀，腹泻，呃逆，头痛，烦躁，失眠，更年期综合征，生殖系统疾病。

按摩方法：在反射区的敏感点用力按压10~30次。

直肠、肛门

主治：内痔，外痔，肛裂，肛周囊肿，便血，大便燥结，脱肛。

按摩方法：用力向手腕方向推按40次。

小脑、脑干

主治：头痛，眩晕，失眠记忆力减退，脑震荡，高血压，肌腱关节疾病。

按摩方法：从指间分别向指根用力推按或掐按20~40次。

垂体

主治：内分泌失调，小儿生长不良，更年期综合征，骨质疏松，心脏病，高血压，低血压，贫血。

按摩方法：用拇指指尖点按或掐按，或硬的牙刷柄点按20~40次。

三叉神经

主治：偏头痛，牙痛，眼眶痛，面神经麻痹，三叉神经痛，失眠，感冒，腮腺炎。

按摩方法：用拇指向虎口方向推按或掐按30次。

内耳迷路（平衡器官）

主治：头晕，晕动症，美尼尔综合征，耳鸣，高血压，低血压，平衡障碍。

按摩方法：在反射区的敏感点以拇指，示指沿指缝向向手指方向推按10~20次。

喉，气管

主治：气管炎，咽喉炎，咳嗽，气喘，上呼吸道感染，声音嘶哑。

按摩方法：在反射区的敏感点向手腕方向推按10~20次。

舌、口腔

主治：口腔溃疡，口舌生疮，口干舌裂，味觉异常，上呼吸道感染。

按摩方法：用力掐揉或点按10~20次。

上、下颌

主治：牙周炎，牙龈炎，龋齿，口腔溃疡，颞下颌关节炎，打鼾。

按摩方法：在反射区的压痛点由尺侧向桡侧推按或点按20下。

胸、乳房

主治：胸部病症，呼吸系统病症，食道病症，心脏病，乳房疾病，胸闷，重症肌无力。

按摩方法：由腕背方向向桡侧推按或掐按20次。

横膈膜

主治：腹胀，腹痛，呃逆，恶心，呕吐。

按摩方法：由拇指指腹推按或揉按20~30次。

甲状旁腺

主治：甲状旁腺功能低下或亢进，过敏性疾病，低钙性肌肉痉挛，心悸，失眠，癫痫，呕吐，白内障。

按摩方法：在反射区的敏感点用力按压10~30次。

肩关节（手背部为肩前反射区，赤白肉际处为肩中反射区，手掌部位肩后反射区）

主治：肩关节周围炎，肩部损伤，肩峰下滑囊炎，手臂酸痛，手麻，白内障。

按摩方法：在反射区的敏感点用力掐按10~30次。

肘关节

主治：肘部疾病，髌上滑囊炎，上肢瘫痪，手臂麻木，增生性关节炎等膝部疾病。

按摩方法：在反射区敏感点点刺或掐揉20~30次。

髋关节

主治：髋关节疾病，坐骨神经痛，腰背酸痛，肩关节疼痛。

按摩方法：在反射区敏感点用力掐按20~30次。

膝关节

主治：膝关节骨性关节炎，下肢瘫痪，肘关节病变。

按摩方法：在反射区的刺痛点反复点刺或掐揉20~30次，以有热胀感为宜。

血压区

主治：眩晕，头痛，高血压，低血压，呕吐，发热，胃痛，便秘。

按摩方法：每次按揉反射区10~20分钟为宜。

胸腺淋巴结

主治：囊肿，发热，各种炎症，乳房或胸部肿块，免疫力低下。

按摩方法：在反射区的敏感点用力按压20~30次。

头颈淋巴结

主治：淋巴结肿大，甲状腺肿大，甲状腺功能亢进，眼、耳、鼻、舌、口腔、牙齿等疾患。

按摩方法：用力点掐20次。

下身淋巴结

主治：发热，水肿，炎症，囊肿，子宫肌瘤，免疫力低下。

按摩方法：在反射区的敏感点用力按压10~30次，有酸胀感为宜。

上身淋巴结

主治：发热，水肿，炎症，囊肿，子宫肌瘤，免疫力低下。

按摩方法：在反射区的敏感点用力按压10~30次，局部感觉酸麻最佳。

脊柱

主治：颈椎病，背部不适，落枕，腰痛，腰肌劳损，腰椎间盘突出。

按摩方法：在反射区的敏感点用力推按或揉按20~30次。

颈椎

主治：颈项僵直，颈项酸痛，头晕，头痛，落枕，各种颈椎病变。

按摩方法：由反射区敏感点的远端向手腕方向推按20~30次。

胸椎

主治：腰脊强痛，胸椎间盘突出，循环或呼吸系统引起的胸闷，胸痛。

按摩方法：由反射区敏感点的远端向手腕方向推按10~30次，至有酸麻热胀感为宜。

腰椎

主治：腰酸背痛，腰椎骨刺，腰脊强痛，腰椎间盘突出，慢性腰肌劳损，腰椎骨质增生，坐骨神经痛。

按摩方法：由反射区敏感点的远端向手腕方向推按20~40次，至有酸麻热胀感为最佳。

骶骨

主治：骶骨受伤，骶骨骨刺，坐骨神经痛，便秘。

按摩方法：由反射区敏感点的远端向手腕方向用力掐按20~30次，至有酸麻热胀感为宜。

尾骨

主治：坐骨神经痛，尾骨受伤后遗症，疼痛。

按摩方法：由反射区敏感点用力掐按20~30次。

肋骨

主治：胸膜炎，胸闷，肋膜炎，肋骨损伤，肋骨疼痛。

按摩方法：在反射区敏感点用力点按20~30次，每日数次，至反射区有热胀感为宜，避免损伤皮肤。

第六章

下肢部穴位

XIA ZHI BU XUE WEI

　　人体下肢部位分布着6条经络，分别是胃经、脾经、膀胱经、肾经、肝经、胆经。每天坐在椅子上，双腿平放，双手握拳敲大腿两侧，左右各100次，时间为2~3分钟，力度适中。不仅能把体内寒气、湿气逼出来，还可以缓解身体疲劳，提高免疫力。

⊕ 小肠俞 Xiǎo cháng shū

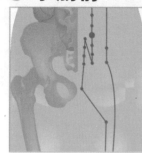

⊕ 精准定位
在骶部，平第 1 骶后孔，骶正中嵴旁开 1.5 寸。

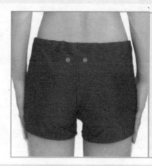

⊕ 准确找穴
两侧髂棘高点连线与脊柱交点，往下推 2 个椎体，旁开 2 横指处即是。

按摩方法	中指指腹按压，每次 1~3 分钟。
功 效	经常按摩，可清利下焦湿热，通调二便。
主 治	小便赤涩，遗尿，尿闭，大便脓血，便秘，腰椎间盘突出症，胃下垂等。

⊕ 膀胱俞 Páng guāng shū

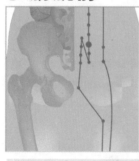

⊕ 精准定位
在骶部，平第 2 骶后孔，骶正中嵴旁开 1.5 寸。

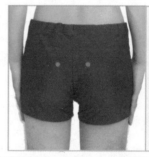

⊕ 准确找穴
两侧髂棘高点连线与脊柱交点，往下推 3 个椎体，旁开 2 横指处即是。

按摩方法	中指指腹按压，左右穴各 1~3 分钟。
功 效	常按可补益脾肾，温肾固摄。
主 治	腰骶酸软或疼痛，盆腔炎，阴部湿痒肿痛，遗精，前列腺疾病，小便赤涩等。

⊕ 中膂俞 Zhōng lǚ shū

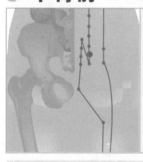

⊕ 精准定位
在骶部，平第 3 骶后孔，骶正中嵴旁开 1.5 寸。

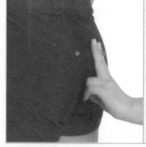

⊕ 准确找穴
两侧髂棘高点连线与脊柱交点，往下推 4 个椎体，旁开 2 横指处即是。

按摩方法	中指指腹按压，每次 1~3 分钟。
功 效	经常按摩，可除湿散寒，痛经止痛，养阴生津。
主 治	腰骶强痛不得俯仰，胁痛，腹胀，肾虚，疝气，痢疾，坐骨神经痛等。

白环俞　Bái huán shū

足太阳膀胱经

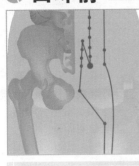

精准定位
在骶部，平第4骶后孔，骶正中嵴旁开1.5寸。

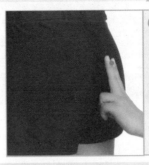

准确找穴
两侧髂棘高点连线与脊柱交点，往下推5个椎体，旁开2横指处即是。

按摩方法 中指指腹揉按，每次1~3分钟。

功　　效 经常按摩，可除湿散寒，通经止痛，调补气血。

主　　治 月经不调，白带异常，遗尿，疝气，遗精，腰部疼痛，下肢瘫痪等。

上髎　Shàng liáo

足太阳膀胱经

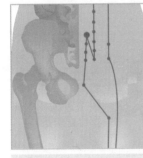

精准定位
在骶部，正对第1骶后孔处。

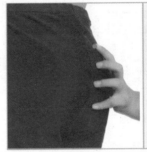

准确找穴
俯卧，除拇指外四指分别按于骶骨第1~4骶椎棘突上，向外侧移1横指，示指位置即是。

按摩方法 用中指指腹按压，力度适中，左右穴各1~3分钟。

功　　效 经常按摩，可补脾益肾，通络止痛。

主　　治 大小便不利，月经不调，带下，子宫脱垂，遗精，阳痿，腰扭伤，脱发等。

穴位特效配伍

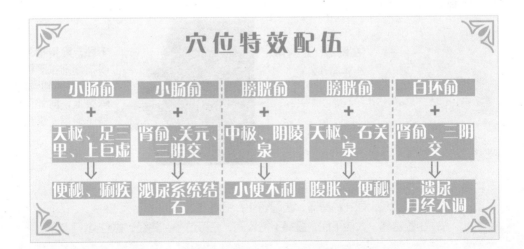

小肠俞	小肠俞	膀胱俞	膀胱俞	白环俞
+	+	+	+	+
天枢、足三里、上巨虚	肾俞、关元、三阴交	中极、阴陵泉	天枢、石关泉	肾俞、三阴交
⇩	⇩	⇩	⇩	⇩
便秘、痢疾	泌尿系统结石	小便不利	腹胀、便秘	遗尿月经不调

次髎 Cì liáo

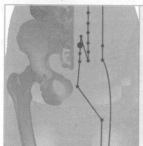

精准定位
在骶部，正对第2骶后孔处。

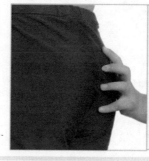

准确找穴
俯卧，除拇指外四指分别按于骶骨第1~4骶椎棘突上，向外侧移1横指，中指位置即是。

按摩方法 中指指腹按压，每次1~3分钟。
功 效 按摩该穴，可温经止痛，调补气血，健脾除湿。
主 治 月经不调，白带过多，腰脊痛，痛经，遗精，腰扭伤，肠鸣泄泻，脱发等。

中髎 Zhōng liáo

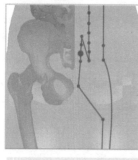

精准定位
在骶部，正对第3骶后孔处。

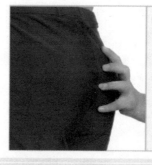

准确找穴
俯卧，除拇指外四指分别按于骶骨第1~4骶椎棘突上，向外侧移1横指，无名指位置即是。

按摩方法 中指指腹按压，还可配合肾俞穴、膀胱俞穴、关元穴、中极穴。
功 效 经常按摩，可补益脾肾，温阳通便。
主 治 腰骶部疼痛，大小便不利，腹胀，下痢，月经不调，腰膝酸软，脱发等。

下髎 Xià liáo

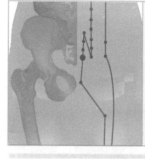

精准定位
在骶部，正对第4骶后孔处。

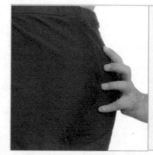

准确找穴
俯卧，除拇指外四指分别按于骶骨第1~4骶椎棘突上，向外侧移1横指，小指位置即是。

按摩方法 中指指腹按压，每次1~3分钟。
功 效 按摩该穴，可补益脾肾，温阳通便，强腰利湿。
主 治 小腹急痛，大便下血，腰痛不得转侧，白带过多，痛经，盆腔炎，脱发等。

会阳 Huì yáng

足太阳膀胱经

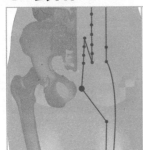

精准定位
在骶部，尾骨端旁开 0.5 寸。

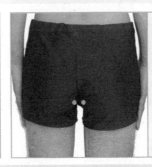

准确找穴
顺着脊柱向下摸到尽头，旁开半横指处即是。

按摩方法 中指指腹揉按，每次左右各 1~3 分钟。

功　效 按摩该穴，可清热利湿，化瘀止血。

主　治 泻痢不止，痔疮，便血，阳痿，带下病，阴部汗湿瘙痒等。

胞肓 Bāo huāng

足太阳膀胱经

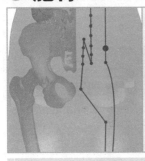

精准定位
在骶部，平第 2 骶后孔，骶正中嵴旁开 3 寸。

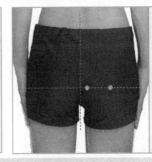

准确找穴
先取次髎穴，与其同水平，后正中线旁开 4 横指处即是。

按摩方法 手指指腹按压，左右穴各 1~3 分钟。

功　效 经常按摩，可温运脾阳，补肾强腰，利水消肿。

主　治 肠鸣，腹胀，便秘，小便涩痛，膀胱炎，腰脊强痛等。

秩边 Zhì biān

足太阳膀胱经

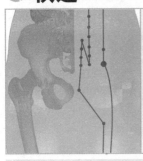

精准定位
在骶部，平第 4 骶后孔，骶正中嵴旁开 3 寸。

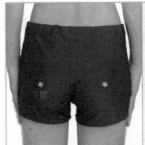

准确找穴
先取下髎穴，与其同水平，后正中线旁开 4 横指处即是。

按摩方法 手指指腹按压，还可配合肾俞、关元俞等穴，效果更佳。

功　效 经常按摩，可疏通经络，强健腰膝。

主　治 小便不利，便秘，痔疮，腰骶痛，下肢痿痹，坐骨神经痛等。

居髎 Jū liáo

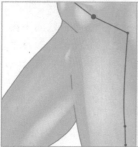

精准定位
在臀区，髂前上棘与股骨大转子最凸点连线的中点处。

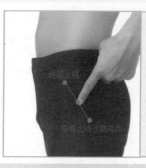

准确找穴
股骨大转子是髋部最隆起处，髂前上棘与股骨大转子二者连线中点即是。

按摩方法 拇指指腹按压或自上而下摩动，力度适中，左右穴各 1~3 分钟。

功　效 常按可舒筋活络，除湿止痛。

主　治 腰腿痹痛，瘫痪，腰痛，髋关节炎，足痿，疝气，睾丸炎，肾炎，膀胱炎等。

环跳 Huán tiào

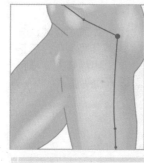

精准定位
在臀部，当股骨大转子最凸点与骶管裂孔连线的外 1/3 与中 1/3 交点处。

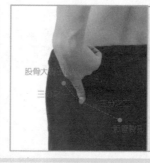

准确找穴
股骨大转子最高点与骶管裂孔作一直线，外 1/3 与内 2/3 的交点处即是。

按摩方法 大拇指指腹按压，稍用力，每次左右穴各按摩 3~5 分钟。

功　效 经常按摩，可以祛风散寒，强健腰腿。

主　治 半身不遂，下肢痿痹，荨麻疹，膝踝肿痛不能转侧，坐骨神经痛等。

会阴 Huì yīn

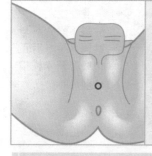

精准定位
在会阴部，男性在阴囊根部与肛门连线的中点；女性在大阴唇后联合与肛门连线的中点。

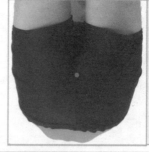

准确找穴
仰卧屈膝，在会阴部，取二阴连线的中点即是。

按摩方法 手指指腹按压，左右穴各 1~3 分钟。

功　效 经常按摩，可以通调二阴，调神镇惊。

主　治 便秘，痛经，月经不调，闭经，子宫脱垂，阴缩，产后昏迷不醒等。

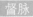

长强 Cháng qiáng

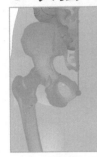

① 精准定位
在会阴部，尾骨下方，尾骨尖端与肛门之间的中点处即是。

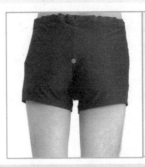

① 准确找穴
在尾骨端下方，尾骨尖端与肛门连线的中点。

按摩方法	双手搓热，顺着腰椎骨往下搓，每天晚上睡觉前搓100下，以有热感为宜。
功　效	按摩该穴，能调理大肠，通淋止痛，安神止痉。
主　治	腰骶尾部疼痛，痔疮，便秘，泄泻，便血，脱肛，白带过多，阴囊湿疹等。

腰俞 Yāo shū

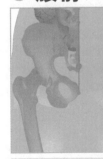

① 精准定位
在骶部，正对骶管裂孔，后正中线上。

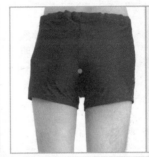

① 准确找穴
后正中线上，顺着脊柱向下，正对骶管裂孔处。

按摩方法	手指指腹按压，左右穴各1~3分钟。
功　效	经常按摩，可补益肾气，强腰止痛，行气活血。
主　治	腰腹冷痛，腰脊痛，坐骨神经痛，痛经，月经不调，慢性盆腔炎，痔疮等。

髀关 Bì guān

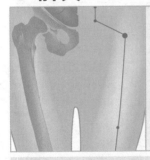

① 精准定位
在股前区，骨直肌近端、缝匠肌与阔筋膜张肌3条肌肉之间凹陷中处即是。

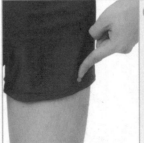

① 准确找穴
大腿前髂前上棘与髌底外缘的连线上，正当会阴水平线的交点的交点即是。

按摩方法	双手拇指置于该穴，其余四指分置两侧，用两拇指进行按压，1~3分钟。
功　效	按摩该穴，可缓痉止痛，强腰膝。
主　治	腰膝疼痛，膝寒，下肢酸软麻木，萎痹，股内筋急，不得屈伸等。

伏兔 Fú tù

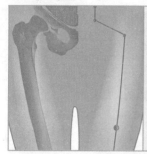

⊕精准定位
在股前区髂前上棘与髌骨外侧端连线上，髌底上缘上6寸。

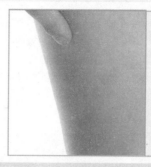

⊕准确找穴
耻骨联合上缘与髌骨外缘连线上，髌骨上缘向上量取两个4横指处即是。

按摩方法	用大拇指或示指指腹点按1~3分钟。
功　效	坚持按摩，可舒筋通络，养护心脏。
主　治	心慌，心动过速，大腿臃肿肥胖，腰胯疼痛，下肢酸软，股膝寒冷等。

阴市 Yīn shì

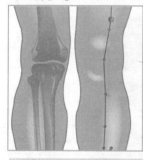

⊕精准定位
在股前区，髌底上3寸，股直肌肌腱外侧缘。

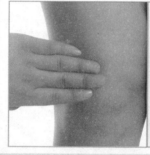

⊕准确找穴
下肢伸直，髌底外侧直上量4横指，按压有痛感处即是。

按摩方法	大拇指指腹按压1~3分钟，力度适中。
功　效	按摩该穴，可缓痉止痛，通经活络。
主　治	腿膝冷痛，麻痹，腰痛，下肢不遂，腹胀，腹痛，脚气等。

梁丘 Liáng qiū

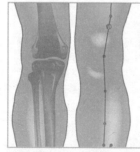

⊕精准定位
在股前区，髌底上2寸，骨外侧肌和股直肌肌腱之间。

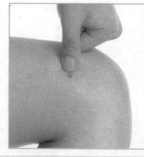

⊕准确找穴
坐位，下肢用力蹬直，髌骨外上缘上方凹陷正中处即是。

按摩方法	大拇指或示指指腹按揉，用力稍重，每次1~3分钟。
功　效	按摩该穴，能理气和胃，缓痉止痛。
主　治	急性胃痛，乳痈，膝关节肿痛，腰痛，膝关节炎，股部疼痛，肠鸣泄泻等。

犊鼻 Dú bí

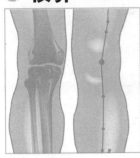

精准定位
在膝前区，髌韧带外侧凹陷中。

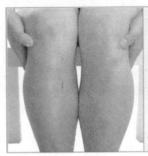

准确找穴
坐位，下肢用力蹬直，膝盖下面外侧凹陷处。

按摩方法 大拇指或示指指腹按压，用力稍重。两穴各按3~5分钟。

功　效 常按该穴，可息风止痉，消肿止痛，通经活络。

主　治 膝肿痛，膝关节炎，膝脚腰痛，冷痹不仁，脚气等。

足三里 Zú sān lǐ

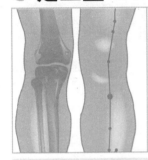

精准定位
在小腿前外侧，犊鼻穴下3寸。

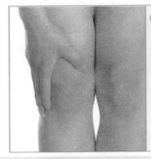

准确找穴
站位弯腰，同侧手虎口围住髌骨上外缘，余四指向下，中指指尖处即是。

按摩方法 用中间三指的指腹刺激，按、压、揉、搓皆可。

功　效 经常按摩，能健脾和胃，扶正培元，为长寿第一保健要穴。

主　治 胃痛，呕吐，腹胀，胃下垂，慢性胃炎，头晕，失眠，下肢不遂，脂肪肝等。

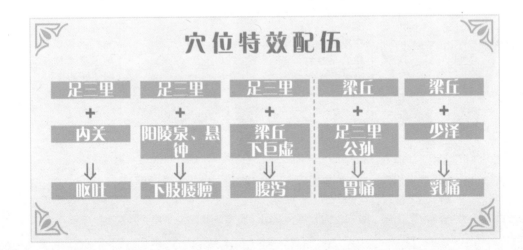

穴位特效配伍

足三里	足三里	足三里	梁丘	梁丘
+	+	+	+	+
内关	阳陵泉、悬钟	梁丘下巨虚	足三里公孙	少泽
⇩	⇩	⇩	⇩	⇩
呕吐	下肢痿痹	腹泻	胃痛	乳痛

上巨虚 Shàng jù xū

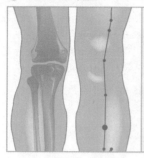

精准定位
在小腿外侧，犊鼻穴下6寸，距胫骨前缘1寸。

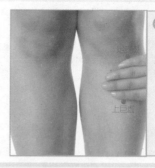

准确找穴
先找到足三里穴，向下4横指，凹陷处即是。

按摩方法	大拇指或示指指腹垂直按压1~3分钟，用力稍重。
功 效	经常按摩，能行气止痛，调和肠胃。
主 治	腰膝酸痛，下肢水肿，膝部肿痛，胃痛，便秘，食欲不振，高血压等。

条口 Tiáo kǒu

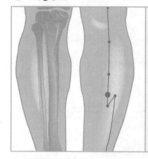

精准定位
在小腿外侧，犊鼻穴下8寸，距胫骨前缘1寸。

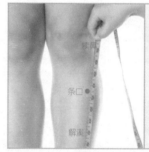

准确找穴
先找到犊鼻穴，再找到解溪穴，二者连线的中点即是该穴。

按摩方法	大拇指指腹按揉，每次左右穴各3~5分钟，每天2次。
功 效	经常按摩，能温经通阳，舒筋活络，理气和中。
主 治	肩背痛，肩周炎，手脚麻木，小腿肿痛，脘腹疼痛，转筋，脚气等。

下巨虚 Xià jù xū

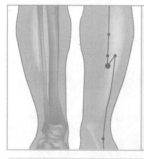

精准定位
在小腿外侧，犊鼻穴下9寸，距胫骨前缘1寸。

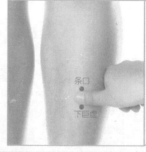

准确找穴
先找到条口穴，向下量1横指，凹陷处即是。

按摩方法	大拇指或示指指腹垂直按压，用力稍重，每次1~3分钟。
功 效	常按该穴，可调肠胃，安神志。
主 治	小腹疼痛，喉痹，胃脘痛，偏风，风寒湿痹，脚气痛，胰腺炎，宿醉等。

丰隆 Fēng lóng

足阳明胃经

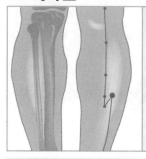

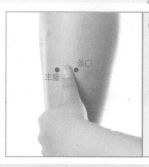

精准定位 在小腿外侧，外踝尖上8寸，胫骨前肌的外缘。

准确找穴 先找到条口穴，向后量1横指，按压有沉重感处即是。

按摩方法 大拇指指压，示指配合做扭拧的动作，或用中间三指按压，每次1~3分钟。

功　效 经常按摩，可健脾化痰，和胃降逆，开窍。

主　治 咳嗽，痰多，哮喘，头痛，眩晕，高血压，高脂血症，肥胖，肩周炎等。

解溪 Jiě xī

足阳明胃经

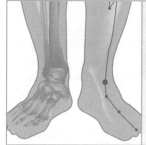

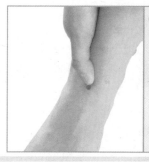

精准定位 在踝区，踝关节前面中央凹陷中，踇长伸肌腱与趾长伸肌腱之间处即是。

准确找穴 足背与小腿交界处的横纹中央凹陷处，足背两条肌腱之间即是。

按摩方法 拇指指腹或示指指腹垂直按压，稍用力，每日2次，每次两穴各3~5分钟。

功　效 按摩该穴，可祛风止痛，清热化痰，舒筋活络。

主　治 踝关节及周围软组织疾患，前额头痛，腹胀，便秘，脑供血不足等。

冲阳 Chōng yáng

足阳明胃经

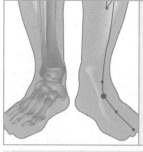

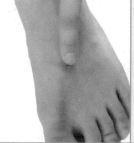

精准定位 在足背，第2跖骨基底部与中间楔状骨关节处，足背动脉搏处。

准确找穴 在足背最高处，两条肌腱之间，按之有动脉搏动处即是。

按摩方法 拇指或示指指腹垂直按压，每日2次，每次两穴各3~5分钟。

功　效 经常按摩，可和胃化痰，消肿止痛。

主　治 食欲不振，牙痛，呕吐，腹胀，关节疼痛，半身不遂，足跗部肿痛等。

陷谷 Xiàn gǔ

足阳明胃经

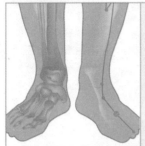

🔍 精准定位
在足背，第2、第3跖骨间，第2跖趾关节近端凹陷中。

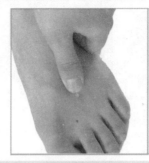

🔍 准确找穴
足背第2、第3跖骨结合部前方凹陷处，按压有酸胀感处即是。

按摩方法 示指指腹垂直按压，每日2次，每次两穴各1~3分钟。

功　　效 坚持按摩，可以清热解表，消肿止痛，涩肠止泻。

主　　治 面目水肿，目赤肿痛，鼻炎，胃下垂，腹痛，肠鸣腹泻，足背肿痛等。

内庭 Nèi tíng

足阳明胃经

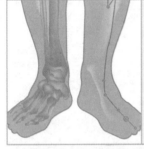

🔍 精准定位
在足背，第2趾与第3趾之间，趾蹼缘后方赤白肉际处。

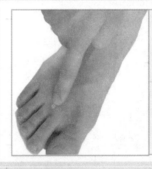

🔍 准确找穴
足背第2、第3趾之间，皮肤颜色深浅交界处。

按摩方法 示指指腹垂直按压，力度稍重，每日按摩2次。

功　　效 按摩该穴，能清泻肠胃湿热。

主　　治 牙痛，口角㖞斜，头痛，咽喉肿痛，足背肿痛，鼻出血，腹痛，腹泻等。

厉兑 Lì duì

足阳明胃经

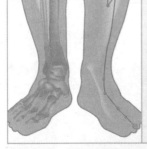

🔍 精准定位
在足趾，第2趾末节外侧，趾甲根角侧舌方0.1寸（指寸）。

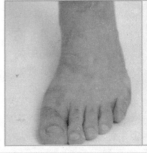

🔍 准确找穴
足背第3趾趾甲外侧缘与趾甲下缘各作一条垂线，交点处即是。

按摩方法 用大拇指和示指捏住第2趾末节两侧，用力按压1~3分钟。

功　　效 坚持按摩，可宁心安神，清热和胃。

主　　治 多梦，晕厥，热病汗不出，胃痛，便秘，便血，水肿，黄疸，足背肿痛等。

隐白 Yǐn bái

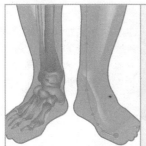

精准定位
在足趾，大趾末节内侧，趾甲根角侧后方0.1寸（指寸）。

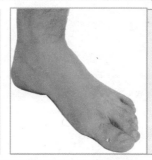

准确找穴
足大趾趾甲内侧缘与下缘各作一垂线之交点处。

按摩方法	大拇指指尖垂直掐按，左右穴各1~3分钟。
功 效	常按可行气止痛，调经止血，健脾回阳。
主 治	月经过多，崩漏，腹胀，便血，尿血，多梦，惊风，昏厥等。

大都 Dà dū

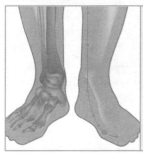

精准定位
在足趾，第1跖趾关节前下方赤白肉际凹陷中。

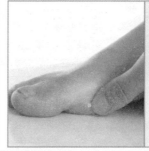

准确找穴
足大趾与足掌所构成的关节，前下方掌背交界线凹陷处即是。

按摩方法	大拇指指尖垂直掐按，左右穴各按摩1~3分钟。
功 效	坚持按摩，可理气和胃，宁心安神。
主 治	腹胀，腹痛，胃痛，消化不良，泄泻，便秘，胸满，心烦等。

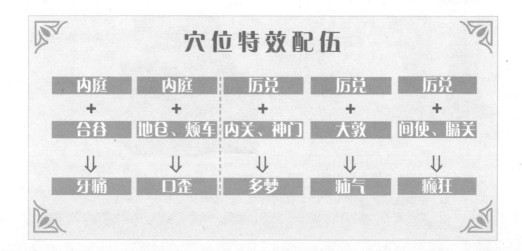

穴位特效配伍

内庭	内庭	厉兑	厉兑	厉兑
+	+	+	+	+
合谷	地仓、颊车	内关、神门	大敦	间使、膈关
⇩	⇩	⇩	⇩	⇩
牙痛	口歪	多梦	疝气	癫狂

太白 Tài bái

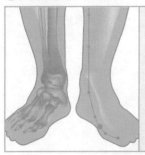

精准定位
在足内侧缘，第1跖骨关节近端赤白肉际凹陷处即是。

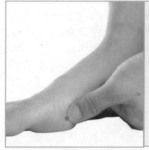

准确找穴
足大趾与足掌所构成的关节，后下方掌背交界线凹陷处即是。

按摩方法 大拇指指腹向前推按，同时轻轻旋转，每次1~3分钟。

功 效 常按该穴，可调脾和胃，行气止痛，清热化湿。

主 治 脾胃虚弱，胃痛，腹胀，呕吐，消化不良，腹痛，泻痢，肠鸣，便秘等。

公孙 Gōng sūn

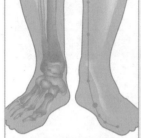

精准定位
足内侧缘，第1跖骨底的前下缘，赤白肉际处。

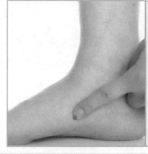

准确找穴
足大趾与足掌所构成的关节内侧，弓形骨后端下缘凹陷处。

按摩方法 大拇指指腹垂直按揉，每天早晚各按摩1次。

功 效 能健脾开胃，涩肠止泻，宁心安神。

主 治 食欲不振，胃痛，腹胀，消化不良，肠鸣，泄泻，失眠等。

商丘 Shāng qiū

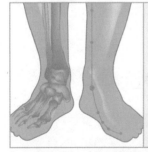

精准定位
在踝区，内踝前下方，舟骨结节与内踝尖连线中点凹陷中。

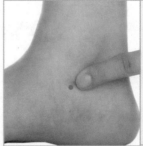

准确找穴
足内踝前下方凹陷处即是。

按摩方法 大拇指指腹垂直按揉，每天早晚各1次，每次1~3分钟。

功 效 常按该穴，可散发脾热，健脾利湿，宁心安神。

主 治 两脚无力，脚踝痛，腹胀，肠鸣，泄泻，黄疸，多梦，小儿癫痫，痔疮等。

三阴交 Sān yīn jiāo

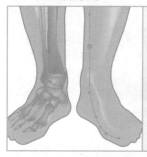

精准定位
在小腿内侧，足踝尖上3寸，胫骨内后缘。

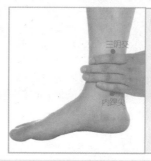

准确找穴
小指下缘靠内踝尖上，示指上缘所在水平线与胫骨后缘交点。

按摩方法 大拇指指尖垂直按压，力度适中，每次1~3分钟。

功　　效 按摩该穴，能健脾和胃，补益肝肾，调经止带，涩精止遗。

主　　治 月经不调，肥胖，高血压，痛经，带下，更年期综合征，黄褐斑，早泄等。

漏谷 Lòu gǔ

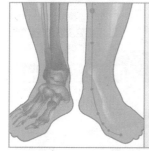

精准定位
在小腿内侧，内踝尖上6寸，胫骨内侧缘后际。

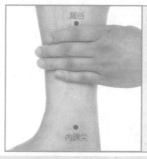

准确找穴
胫骨内侧缘，内踝尖直上量两个4横指处即是。

按摩方法 大拇指指腹垂直按揉，每天早晚各按摩1次，每次1~3分钟。

功　　效 按摩该穴，可行气止痛，利尿止遗。

主　　治 肠鸣，腹胀，腹痛，腿膝麻痹，脚踝肿痛，脚气病，小便不利，遗精等。

地机 Dì jī

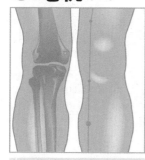

精准定位
在小腿内侧，阴陵泉穴下方3寸，胫骨内侧缘后际。

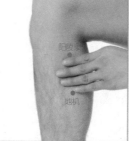

准确找穴
先找到阴陵泉穴，直下量4横指处即是。

按摩方法 大拇指指腹垂直按揉，每天早晚各按摩1次。

功　　效 常按可健脾除湿，调经止遗，还是治疗糖尿病的必选穴。

主　　治 腹胀，腹痛，糖尿病，月经不调，痛经，白带过多，男子精不足，遗精等。

阴陵泉 Yīn líng quán

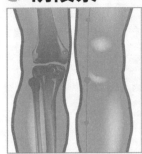

精准定位
在小腿内侧，胫骨内侧髁下缘与胫骨内侧缘之间的凹陷处，内膝眼下2寸。

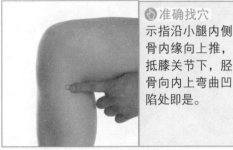

准确找穴
示指沿小腿内侧骨内缘向上推，抵膝关节下，胫骨向内上弯曲凹陷处即是。

按摩方法 经常用大拇指指尖按压，每次1~3分钟。

功　效 常按可健脾祛湿，益肾调经，尤其适合妇科病。

主　治 腹痛，腹泻，便秘，痢疾，尿路感染，水肿，带下，小腿抽筋，膝关节炎等。

血海 Xuè hǎi

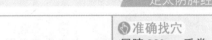
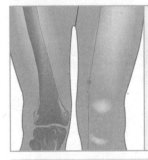

精准定位
在股前区，髌底内侧端上2寸，股四头肌内侧头的隆起处。

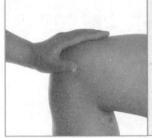

准确找穴
屈膝90°，手掌伏于膝盖骨上，大拇指与其他四指成45°，大拇指尖处即是。

按摩方法 大拇指指尖按揉，左右穴各3~5分钟。

功　效 为血所汇之处，能治各种血病。经常按摩，对女性生殖系统的保健很有好处。

主　治 贫血，月经不调，膝部疼痛，膝关节炎，阴部瘙痒疼痛，黄褐斑，腹胀等。

箕门 Jī mén

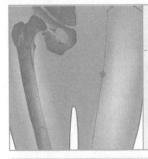

精准定位
在股前区，髌底内侧端与冲门的连线上1/3与下2/3交点。

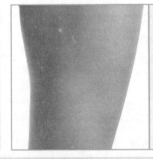

准确找穴
坐位绷腿，大腿内侧有一鱼状肌肉隆起，鱼尾凹陷处即是。

按摩方法 大拇指指腹按揉，左右穴各1~3分钟。

功　效 常按该穴，能健脾渗湿，通利下焦，消肿止痛。

主　治 两股生疮，小便不通，遗尿，阴囊湿痒等。

冲门 Chōng mén

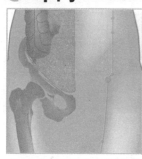

精准定位
在腹股沟区，腹股沟斜纹中，髂外动脉搏动处的外侧。

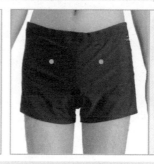

准确找穴
腹股沟外侧可摸到搏动，搏动外侧按压有酸胀感处即是。

按摩方法	大拇指指腹按揉，左右穴各 1~3 分钟。
功　效	按摩该穴，可行气调经，健脾利湿，理气解痉。
主　治	腹痛，腹寒气满，疝气，崩漏，妊娠水肿，带下，尿闭等。

承扶 Chéng fú

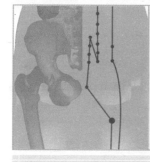

精准定位
在股后区，臀横纹的中点。

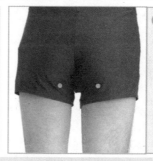

准确找穴
臀下横纹正中点，按压有酸胀感处即是。

按摩方法	用大拇指以外的四指向上按摩，左右穴各 3~5 分钟。
功　效	按摩该穴，能清热利湿，化瘀止血，还能美化臀部线条。
主　治	腰背疼痛，便秘，痔疮，小便不利，胞宫寒冷，坐骨神经痛，下肢瘫痪等。

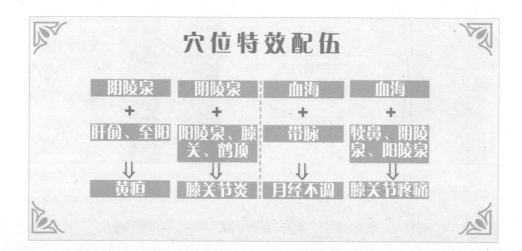

穴位特效配伍

阴陵泉	阴陵泉	血海	血海
+	+	+	+
肝俞、至阳	阳陵泉、膝关、鹤顶	带脉	犊鼻、阴陵泉、阳陵泉
⇩	⇩	⇩	⇩
黄疸	膝关节炎	月经不调	膝关节疼痛

殷门 Yīn mén

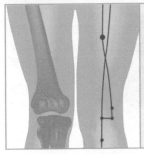

精准定位
在股后区，臀沟下6寸，股二头肌与半腱肌之间处即是。

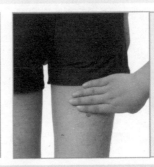

准确找穴
承扶穴与膝盖后面凹陷中央的腘横纹中点，二者连线，承扶下8横指处即是。

按摩方法 示指与中指并拢，指腹向上按摩，左右穴各按摩1~3分钟。

功　效 经常按摩，可温经散寒，缓急止痛，强健腰腿。

主　治 腰、骶、臀、股部疼痛，下肢瘫痪，坐骨神经痛，小儿麻痹后遗症等。

浮郄 Fú xì

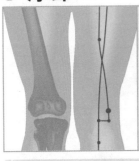

精准定位
在膝后区，腘横纹上1寸，股二头肌腱内侧缘。

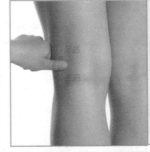

准确找穴
先找到委阳穴，向上1横指处。

按摩方法 示指指腹按揉，左右穴各1~3分钟。

功　效 按摩该穴，可清热降温，宽筋活络。

主　治 腰、骶、臀、股部疼痛，下肢瘫痪，急性胃肠炎，尿潴留，便秘等。

委阳 Wěi yáng

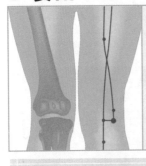

精准定位
在腘横纹上，当股二头肌腱内侧缘处即是。

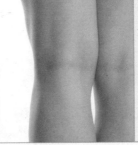

准确找穴
膝盖后面凹陷中央的腘横纹外侧，股二头肌腱内侧即是。

按摩方法 示指指腹按揉，左右穴各1~3分钟。

功　效 经常按摩，可防治腰背疼痛。

主　治 膀胱炎，胃炎，腹胀，腹满，便秘，腋下肿痛，腰背疼痛等。

委中 Wěi zhōng
足太阳膀胱经

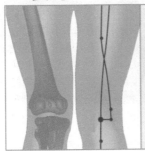

精准定位
在膝后区，腘横纹中点，股二头肌与半腱肌肌腱的中点。

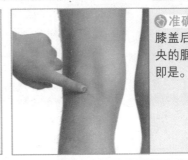

准确找穴
膝盖后面凹陷中央的腘横纹中点即是。

按摩方法 大拇指捻按对侧穴位，每天坚持按摩 20 次。
功　效 长期按摩，可祛风活血，清热解毒。
主　治 腰腿疼痛，腰背疼痛，坐骨神经痛，风湿性关节炎，髋关节疼痛不利等。

合阳 Hé yáng
足太阳膀胱经

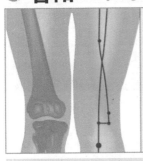

精准定位
在小腿后区，腘横纹下 2 寸，腓肠肌内、外侧头之间。

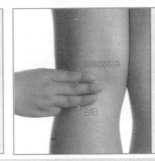

腘横纹中点

合阳

准确找穴
膝盖后面凹陷中央的腘横纹中点直下 3 横指处。

按摩方法 示指指腹按揉，在右穴各 1~3 分钟。
功　效 常按可散热降浊，温经散寒，强健腰膝。
主　治 腰脊痛，下肢酸痛，痿痹，前列腺炎，崩漏，子宫出血，白带异常等。

承筋 Chéng Jīn
足太阳膀胱经

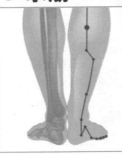

精准定位
小腿后区，腘横纹下 5 寸，腓肠肌两肌腹之间。

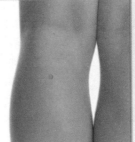

准确找穴
小腿用力，后面肌肉明显隆起，中央按压有酸胀感处即是。

按摩方法 大拇指指腹按揉，每次左右穴各按 1~3 分钟。
功　效 坚持按摩，可运化水湿，缓急止痛，化瘀止血。
主　治 小腿痛，小腿抽筋，腰痛，腰脊拘急，转筋，脚跟酸痛，便秘，鼻出血等。

承山 Chéng shān

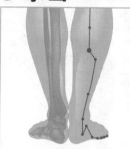

精准定位
在小腿后区，腓肠肌两肌腹与肌腱交角处，即腘横纹中点与外踝尖连线的中点处即是。

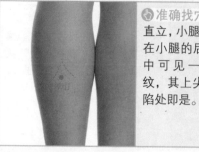

准确找穴
直立，小腿用力，在小腿的后面正中可见一人字纹，其上尖角凹陷处即是。

按摩方法 大拇指指腹按揉，每次左右穴各按1~3分钟。

功　效 经常按摩，可健脾理气，化瘀止血，疏风散寒。

主　治 小腿抽筋，痔疮，便秘，腰背疼，坐骨神经痛，下肢瘫痪，小儿惊风等。

飞扬 Fēi yáng

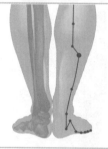

精准定位
在小腿后区，昆仑穴直上7寸，腓肠肌外下缘与跟腱移行处。

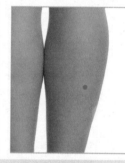

准确找穴
先找到承山穴，往下方1横指，再往外侧1横指处即是。

按摩方法 示指与中指指腹按揉，每次左右穴各按1~3分钟。

功　效 常按压可联络表里，舒筋活络。

主　治 头痛，目眩，腰肌劳损，腰腿痛，腿软无力，小腿酸痛，痔疮，癫狂等。

跗阳 Fū yáng

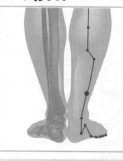

精准定位
在小腿后区，昆仑穴直上3寸，腓骨与跟腱之间处即是。

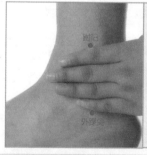

准确找穴
平足外踝后方，向上4横指，按压有酸胀感处即是处即是。

按摩方法 大拇指指腹按揉，每次左右穴各按1~3分钟。

功　效 经常按摩，能通络消肿，疏肝理气。是治急性腰扭伤的要穴。

主　治 头痛，腰骶痛，下肢痿痹，外踝肿痛，足部生疮，寒湿脚气，股后外疼痛等。

昆仑 Kūn lún

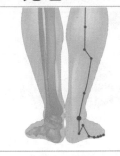

精准定位
在足外踝后方，外踝尖与跟腱之间的凹陷处。

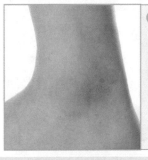

准确找穴
正坐垂足着地，外踝尖与跟腱之间凹陷处即是。

按摩方法	大拇指弯曲，用指节从上向下轻轻刮按，每次左右穴各1~3分钟。
功　效	经常按摩，能疏肝理气，清热凉血，祛寒止痛。
主　治	脚部水肿，脚踝疼痛，足部生疮，腰骶疼痛，坐骨神经痛，鼻出血等。

仆参 Pú cān

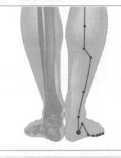

精准定位
在足外侧，昆仑穴直下1寸，跟骨外侧，赤白肉际处。

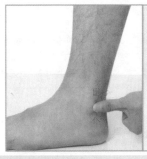

准确找穴
先找到昆仑穴，向下量1横指处即是。

按摩方法	大拇指指腹按揉，每次左右穴各按1~3分钟。
功　效	经常按摩，可温经散寒，利水消肿，舒筋活络。
主　治	下肢痿弱，膝关节炎，足跟痛，转筋，腰背疼痛，脚气，膝肿，癫痫等。

保健按摩专家建议　「如何按摩腿部穴位」

　　腿部的按摩一般以拇指、示指或手掌为主。手指并拢，拇指张开，让整个手掌呈"C"字形，按摩的时候利用指腹按在部位上，一边轻擦一边按压；用这种姿势两手一边捏小腿的腿肚子上的肌肉，一边从中间向上下按摩，不断变化按捏的肌肉，每条腿按摩3分钟；两手握住小腿，大拇指按住小腿前面的腿骨，从下往上按摩，重复3次，除了拇指，其他手指也要相应加大力度按摩肌肉，每条腿按摩钟；最后把拇指放在膝盖上面，两手握住大腿里侧的肌肉处，边按压膝盖窝位置边按摩膝盖，每条腿坚持2分钟。

申脉 Shēn mài

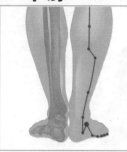

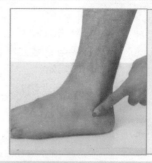

精准定位
在足外侧，外踝尖直下，外踝下缘与跟骨之间的凹陷中。

准确找穴
正坐垂足着地，外踝垂直向下可触及一凹陷，按压有酸胀感处。

按摩方法	大拇指指腹按揉，每次左右穴各按 1~3 分钟。
功　效	长期按摩，可补阳益气，清肝泄热，疏导水湿。
主　治	失眠，癫狂，痫症，中风不省人事，半身不遂，偏正头痛，眩晕，关节炎等。

金门 Jīn mén

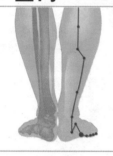

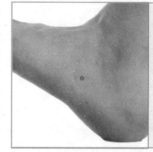

精准定位
在足外侧，外踝前缘直下，第5跖骨粗隆后方，骰骨下缘凹陷中处即是。

准确找穴
正坐垂足着地，脚趾上翘可见一骨头凸起，外侧凹陷处即是。

按摩方法	大拇指指腹按揉，每次左右穴各按 1~3 分钟。
功　效	常按可补阳益气，疏导水湿，缓急止痛。
主　治	头痛，牙痛，癫痫，晕厥，小儿惊风，腰痛，下肢痿痹，足部扭伤等。

京骨 Jīng gǔ

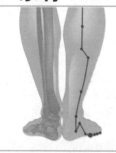

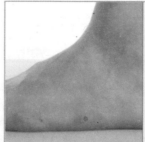

精准定位
在足外侧，第5跖骨粗隆前下方，赤白肉际处。

准确找穴
沿小趾长骨往后推，可摸到一凸起，下方皮肤颜色深浅交界处。

按摩方法	大拇指指腹按揉，力度适中，每次左右穴各按 1~3 分钟。
功　效	经常按摩，可清肝明目，涤痰息风，开窍定痫。
主　治	头痛，眩晕，项强，目翳，癫痫，鼻塞，小儿惊风，膝痛不可屈伸等。

束骨 Shù gǔ

足太阳膀胱经

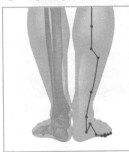

👆 精准定位
在足外侧部，第5跖趾关节的近端，赤白肉际处。

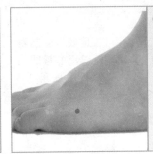

👆 准确找穴
沿小趾向上摸，摸到小趾与足部相连接的关节，关节后方皮肤颜色交界处即是。

按摩方法　大拇指指腹按揉，每次左右穴各按1~3分钟。
功　效　常按该穴，可温经散寒，理气解郁。
主　治　头痛，目赤，耳聋，痔疮，颈项强痛，髋部肿痛，下肢后侧痛等。

足通谷 Zú tōng gǔ

足太阳膀胱经

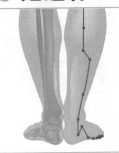

👆 精准定位
在足趾，第5跖趾关节的远端，赤白肉际处。

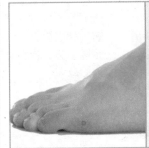

👆 准确找穴
沿小趾向上摸，摸到小趾与足部相连接的关节，关节前方皮肤颜色交界处即是。

按摩方法　大拇指指腹按揉，每次左右穴各按1~3分钟。
功　效　常按可升清降浊，清热止血，醒脑定志，疏导经气。
主　治　头痛，头重，项强，目眩，鼻出血，癫狂等。

至阴 Zhì yīn

足太阳膀胱经

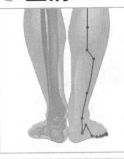

👆 精准定位
在足趾，小趾末节外侧，趾甲根角侧后方0.1寸（指寸）。

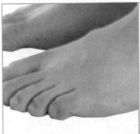

👆 准确找穴
足小趾外侧，脚趾甲外侧缘与下缘各作一垂线交点处即是。

按摩方法　大拇指指尖垂直下压、掐按，力度较轻。每次左右穴各按1~3分钟。
功　效　经常按摩，可散热生气，理气调血，预防难产。
主　治　头痛，目痛，鼻塞，鼻出血，腰腿痛，胸胁痛，遗精，胎位不正，难产等。

涌泉 Yǒng quán

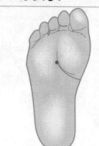

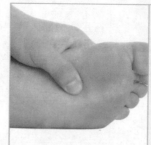

精准定位
在足底，屈足卷趾时足心最凹陷处。足底前 1/3 的凹陷处。

准确找穴
蜷足，足底前 1/3 处可见有一凹陷处，按压有酸痛感处即是。

按摩方法	先用热水洗脚，擦干后，拇指指腹曲上向下推按，左右两穴各推按 1~3 分钟。
功效	按摩可补脾益肾，镇惊息风，重按该穴，常用于休克、昏迷的急救。
主治	头痛，失眠，眩晕，疲劳，高血压，咽喉疼痛，皮肤干燥粗糙，阳痿等。

然谷 Rán gǔ

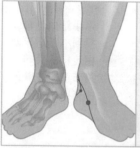

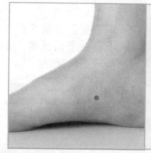

精准定位
足内侧，足舟骨粗隆下方，赤白肉际处。

准确找穴
坐位垂足，内踝前下方明显骨性标志——舟骨，前下方凹陷处。

按摩方法	大拇指指腹按压，力度适中，左右穴各按压 1~3 分钟。
功效	经常按摩，可升清降浊，安神定志，调补肝肾。
主治	失眠，月经不调，阴痒，遗精，阳痿，咽喉肿痛，胸胁胀痛，足跗痛等。

太溪 Tài xī

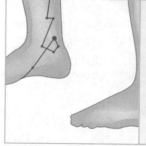

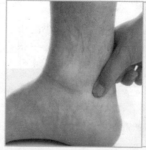

精准定位
在足内侧，内踝后下方，内踝尖与跟腱之间的凹陷中。

准确找穴
坐位垂足，由足内踝向后推至与跟腱之间凹陷处即是。

按摩方法	大拇指放在太溪穴，示指放在昆仑穴，二指同时按压，每次 1~3 分钟。
功效	按摩该穴，可清肝息风，温肾助阳，理气平喘。
主治	足跟痛，腿脚抽筋，遗精，阳痿，月经不调，视力减退，耳鸣，哮喘等。

大钟 Dà zhōng

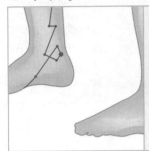

精准定位
在足内侧，内踝后下方，跟骨上缘，跟腱附着部前缘凹陷中。

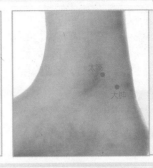

准确找穴
先找到太溪穴，向下半横指，再向后平推至凹陷处即是。

按摩方法	大拇指指腹按压，力度适中，左右穴各按压1~3分钟。
功　　效	常按该穴，可滋阴，清热，利咽，通经止痛。
主　　治	咽喉肿痛，腰脊强痛，咯血，气喘，呕吐，足跟痛，便秘，月经不调等。

水泉 Shuǐ quán

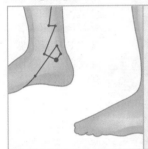

精准定位
在足内侧，太溪穴直下，跟骨结节内侧凹陷中。

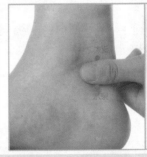

准确找穴
先找到太溪穴，直下1横指，按压有酸胀感处。

按摩方法	大拇指指腹按压，力度适中，左右穴各按压1~3分钟。
功　　效	按摩该穴，能调补肝肾，清热利尿，理气止痛。
主　　治	膀胱炎，月经不调，痛经，子宫脱垂，小便不利，目昏花，足跟痛等。

保健按摩专家建议　「如何按摩小腿部穴位」

　　用梳齿在腿部外侧由上往下拍打，内侧则由下往上拍打，两脚内外侧各来回30次，拍打速度不可超过正常心跳，即1分钟60~100次。用多排的梳子效果较好，最好是圆梳子，经常拍打能够帮助排毒、舒缓紧绷肌肉，还能消除大腿脂肪。

照海 Zhào hǎi

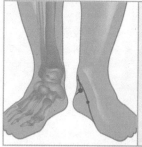

精准定位
在足内侧，内踝尖下1寸，内髁下缘边际凹陷中处即是。

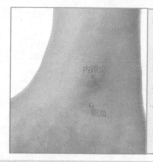

准确找穴
坐位垂足，由内踝尖垂直向下推，至下缘凹陷处，按压有酸痛感处即是。

按摩方法 大拇指指腹按压，力度适中，左右穴各按压1~3分钟。

功 效 经常按摩，能清热利咽，温经散寒，宁神助眠。

主 治 肾虚失眠，视力减退，四肢卷怠，咽喉疼痛，气喘，便秘，痛经，遗精等。

复溜 Fù liū

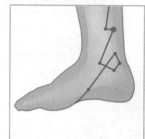

精准定位
在小腿内侧，内踝尖上2寸，跟腱的前缘。

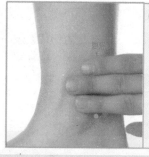

准确找穴
先找到太溪穴，直上3横指，跟腱前缘处，按压有酸胀感处。

按摩方法 大拇指指腹从上向下推按，力度较轻，左右两穴各推按1~3分钟。

功 效 经常按摩，可利湿除热，强化肾脏，延缓衰老。

主 治 慢性腰痛，肢体水肿，小腿寒冷，手足多汗，尿路感染，阳痿，遗精等。

交信 Jiāo xìn

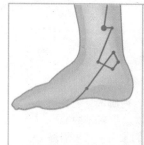

精准定位
在小腿内侧，内踝尖上2寸，胫骨内侧缘后际凹陷中，复溜穴前0.5寸。

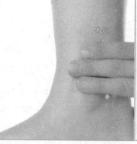

准确找穴
先找到太溪穴，直上3横指，再前推至胫骨后凹陷处即是。

按摩方法 大拇指指腹按压，力度适中，左右穴各按压1~3分钟。

功 效 按摩该穴，可补脾益肾，清热利湿，温阳通便。

主 治 月经不调，子宫脱垂，崩漏，阴挺，尿潴留，便秘，阴痒，泻痢等。

筑宾 Zhù bīn

足少阴肾经

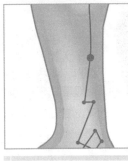

精准定位
在小腿内侧，太溪穴直上5寸，比目鱼肌与跟腱之间。

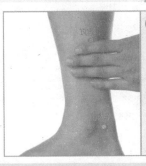

准确找穴
先找到太溪穴，直上量7横指，按压酸胀感处。

按摩方法	大拇指指腹从上向下推按，力度较重，左右两穴各推按1~3分钟。
功　效	经常按摩，可豁痰息风，降逆止呕，缓急止痛。
主　治	呕吐涎沫，疝痛，肾炎，膀胱炎，腓肠肌痉挛，腿软无力，小腿内侧痛等。

阴谷 Yīn gǔ

足少阴肾经

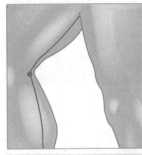

精准定位
在腘横纹上，半腱肌肌腱外侧缘处即是。

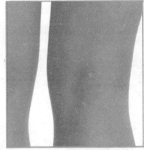

准确找穴
微屈膝，在腘窝横纹内侧可触及两条筋，两筋之间凹陷处即是。

按摩方法	大拇指指腹按压，力度适中，左右穴各按压1~3分钟。
功　效	按摩该穴，可除降浊气，补益肝肾，温经散寒。
主　治	阳痿，遗尿，遗精，疝痛，月经不调，崩漏，小便难，膝股内侧痛等。

保健按摩专家建议

「如何按摩膝部穴位」

　　自大腿至膝关节，拿捏数次，先使肌肉放松，用揉按手法，由轻渐重，最后再取轻手法，徐徐按摩3～5分钟，直至关节内没有发热感为止。接下来点按患肢的血海、阳陵泉、阴陵泉、委中、委阳、合阳等穴位，经推拿按摩之后，可缓解肌肉痉挛，加强局部血液循环，使血脉畅通。

风市 Fēng shì

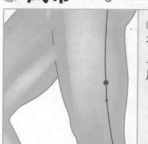

精准定位 在股部，腘横纹上7寸，髂胫束后缘。

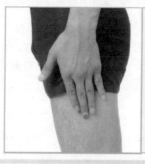

准确找穴 直立垂手，掌心贴于大腿时，中指指尖所指凹陷处即是。

按摩方法	中指指腹向下按压，力度较轻，左右穴各按压1~3分钟。
功　效	长期按摩可运化水湿，强健腰腿，止痒止痛。
主　治	中风，半身不遂，下肢痿痹，坐骨神经痛，皮肤瘙痒，神经性皮炎，失眠等。

中渎 Zhōng dú

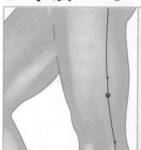

精准定位 在股部，腘横纹上7寸，髂胫束后缘。

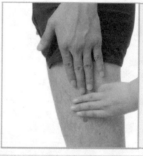

准确找穴 先找到风市穴，直下3横指处即是处即是。

按摩方法	中指指腹向下按压，力度适中，左右穴各按压1~3分钟。
功　效	按摩时可疏导水湿，从而舒筋活络，祛风止痛。
主　治	下肢痿痹麻木，腰胯疼痛，坐骨神经痛，膝关节炎，半身不遂等。

膝阳关 Xī yáng guān

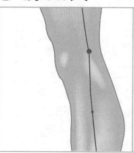

精准定位 在膝部，股骨外上髁后上缘，股二头肌腱与髂胫束之间的凹陷中处即是。

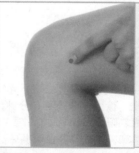

准确找穴 屈膝90°，膝上外侧有一高骨，其上方有一凹陷处即是。

按摩方法	大拇指指腹向下按压，力度较重，左右穴各按压1~3分钟。
功　效	坚持按摩，可清热降温，祛风通络。
主　治	膝部肿痛，腘筋挛急，坐骨神经痛，小腿麻木等。

阳陵泉 Yáng líng quán

足少阳胆经

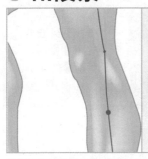

精准定位
小腿外侧，腓骨头前下方凹陷处即是。

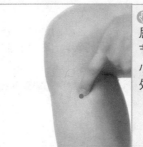

准确找穴
屈膝90°，膝关节外下方，腓骨小头前下方凹陷处即是。

按摩方法 大拇指按阴陵泉穴，示指按阳陵泉穴，二指同时按压，每次1~3分钟。

功　　效 经常按摩，可疏肝理气，和胃止呕，补益肾气。

主　　治 慢性胃炎，情绪烦躁，高血压，头痛，耳鸣，胆囊炎，脂肪肝等。

阳交 Yáng jiāo

足少阳胆经

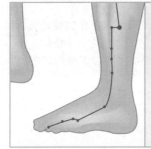

精准定位
在小腿外侧，外踝尖上7寸，腓骨后缘。

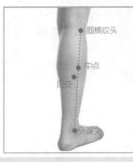

腘横纹头
中点
阳交
外踝尖

准确找穴
腘横纹头与外踝尖连线上，中点向下1横指，腓骨后缘处即是。

按摩方法 中指指腹向下按压，左右穴各按压1~3分钟。

功　　效 常按可宽胸理气，通经活络，安定神志。

主　　治 膝痛，足胫痿痹，胸胁胀满疼痛，面肿，坐骨神经痛，癫痫，下肢痿痹等。

外丘 Wài qiū

足少阳胆经

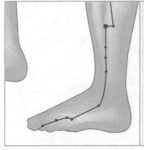

精准定位
在小腿外侧，外踝尖上7寸，腓骨前缘。

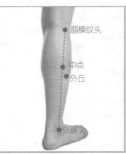

腘横纹头
中点
外丘
外踝尖

准确找穴
腘横纹头与外踝尖连线上，中点向下1横指，腓骨前缘处即是。

按摩方法 中指指腹向下按压、揉动穴位，每次1~3分钟。

功　　效 常按能祛风通络，疏肝理气，化痰开窍。

主　　治 颈项强痛，胸胁痛，疯犬伤毒不出，下肢痿痹，癫痫等。

光明 Guāng míng

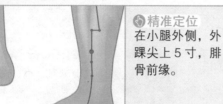

精准定位
在小腿外侧，外踝尖上 5 寸，腓骨前缘。

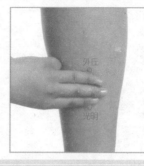

准确找穴
先找到外丘穴，向下 3 横指，腓骨前缘处即是。

按摩方法	中指指腹向下按压，力度适中，左右穴各按压 1~3 分钟。
功　效	常按可调肝养目，疏肝补脾，行气止痛。
主　治	小腿酸痛，目赤肿痛，眼睛干燥，视力减退，热病汗不出，腓肠肌痉挛等。

阳辅 Yáng fǔ

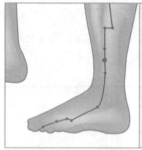

精准定位
在小腿外侧，外踝尖上 4 寸，腓骨前缘。

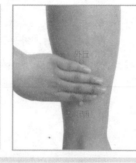

准确找穴
先找到外丘穴，向下 4 横指，腓骨前缘处即是。

按摩方法	大拇指指腹按揉，左右穴各 1~3 分钟。
功　效	坚持按摩，可助阳益气，行气止痛。
主　治	胸胁痛，下肢外侧痛，偏头痛，目外眦痛，腋下痛，半身不遂等。

悬钟 Xuán zhōng

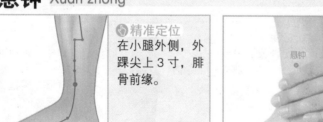

精准定位
在小腿外侧，外踝尖上 3 寸，腓骨前缘。

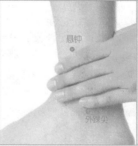

准确找穴
外踝尖直上 4 横指处，腓骨前缘处即是。

按摩方法	大拇指指腹向下按压，每次左右穴各 1~3 分钟。
功　效	常按可清热生气，温经通络，化瘀止血。
主　治	颈项僵硬，落枕，四肢关节酸痛，半身不遂，筋骨挛痛，高血压等。

丘墟 Qiū xū

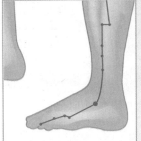

精准定位
在足外踝前下方，趾长伸肌腱外侧凹陷中。

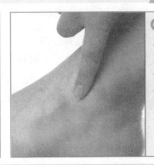

准确找穴
脚掌用力背伸，足背可见明显趾长伸肌腱，其外侧、足外踝前下方凹陷处即是。

按摩方法	大拇指按压 1~3 分钟，或每天早上按揉 200 下。
功　效	经常按摩，能疏肝理气，健脾利湿。
主　治	咽喉肿痛，眼睛红肿，胸胁痛，下肢酸痛，腰胯疼痛，足跟痛，胆绞痛等。

足临泣 Zú lín qì

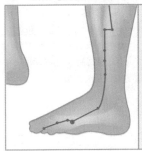

精准定位
在足背，第4、第5跖骨底结合部的前方，趾长伸肌腱外侧凹陷中处即是。

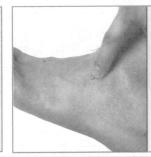

准确找穴
坐位，小趾向上翘起，小趾长伸肌腱外侧凹陷中，按压有酸胀感处即是。

按摩方法	示指指尖点按，以感觉酸痛为宜。
功　效	常按可舒筋通络，清热消肿，补脾益肾。
主　治	落枕，目眩，头痛，胸胁疼痛，牙痛，膝关节肿痛，乳腺炎，白带过多等。

地五会 Dì wǔ huì

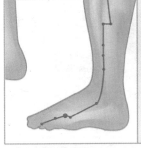

精准定位
在足背，第4、第5跖骨间，第4跖趾关节近端凹陷中。

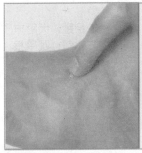

准确找穴
坐位，小趾向上翘起，小趾长伸肌腱内侧缘处。

按摩方法	大拇指指腹向下按压，左右穴各按压 1~3 分钟。
功　效	经常按摩，可行气止痛，消肿散结。
主　治	头痛，目眩，目赤肿痛，腋下肿，足背肿痛，耳聋，内伤吐血等。

侠溪 Xiá xī

足少阳胆经

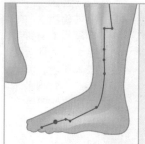

精准定位
在足背，第4、第5趾间，趾蹼缘后方赤白肉际处即是。

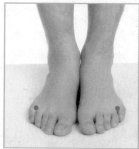

准确找穴
坐位，在足背部第4、第5两趾之间连接处的缝纹头处即是。

按摩方法 大拇指指腹向下按揉，每次1~3分钟。

功 效 坚持按摩，可清热消肿，散瘀止痛。

主 治 头痛，眩晕，耳鸣，耳聋，目外眦赤痛，颊肿，胸胁痛，足跗肿痛，疟疾等。

足窍阴 Zú qiào yīn

足少阳胆经

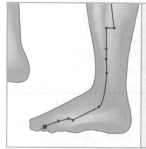

精准定位
在足趾，第4趾末节外侧，趾甲根角侧后方0.1寸（指寸）。

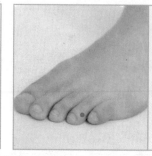

准确找穴
坐位，第4趾趾甲外侧缘与下缘各作一垂线交点处即是。

按摩方法 大拇指指腹按揉，左右穴各1~3分钟。

功 效 常按可止咳利咽，益气生津。

主 治 偏头痛，目眩，目赤肿痛，耳鸣，耳聋，喉痹，乳腺炎，高血压等。

大敦 Dà dūn

足厥阴肝经

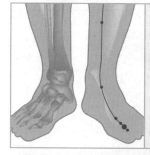

精准定位
在足趾，大趾末节外侧，趾甲根角侧后方0.1寸。

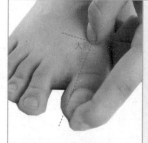

准确找穴
坐位，大趾趾甲外侧缘与下缘各作一垂线，交点处即是。

大敦

按摩方法 大拇指指腹按揉，左右穴各3~5分钟。

功 效 经常按摩，可温肾固摄，疏肝理气，通络开窍。

主 治 闭经，月经不调，子宫脱垂，崩漏，尿频，胃痛，睾丸炎等。

行间 Xíng jiān

足厥阴肝经

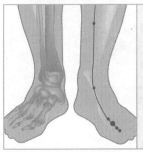

精准定位
在足背，第1、第2趾之间，趾蹼缘后方赤白肉际处。

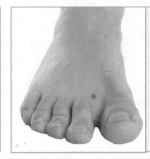

准确找穴
坐位，在足背部第1、第2两趾间连接处的缝纹头处即是。

按摩方法	大拇指指腹按揉，左右穴各1~3分钟。
功　效	经常按摩，可温经散寒，清热消肿，缓急止痛。
主　治	头痛，眩晕，耳鸣，失眠，目赤肿痛，口苦，牙痛，痛经，高血压等。

太冲 Tài chōng

足厥阴肝经

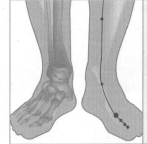

精准定位
在足背，第1、第2跖骨间，跖骨结合部前方凹陷中。

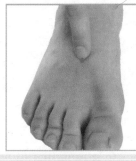

准确找穴
足背，沿第1、第2趾间横纹向足背上推，可感有一凹陷处。

按摩方法	用大拇指指腹从脚趾向脚跟的方向推压，每次1~3分钟。
功　效	经常按摩，可疏肝理气，清热消肿，祛风除湿。
主　治	失眠，头痛，眩晕，耳鸣，发热，消化不良，坐骨神经痛，小儿惊风等。

中封 Zhōng fēng

足厥阴肝经

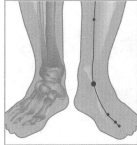

精准定位
内踝前，胫骨前肌腱与踇长伸肌腱之间的凹陷处即是。

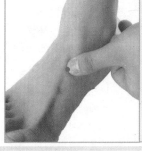

准确找穴
坐位，大脚趾上翘，足背内侧可见两条大筋，二者之间的凹陷处即是。

按摩方法	大拇指指腹按揉，力度适中，左右穴各按揉1~3分钟。
功　效	经常按摩，可温经散寒，缓急止痛，补益脾肾。
主　治	遗精，小便不利，黄疸，胸腹胀满，遗精，肝炎，足冷，内踝肿痛等。

蠡沟 Lí gōu

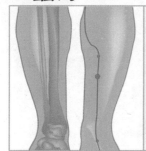

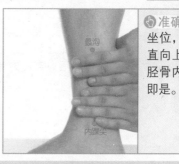

精准定位
在内踝尖上 5 寸，胫骨内侧面的中央。

准确找穴
坐位，内踝尖垂直向上 7 横指，胫骨内侧凹陷处即是。

按摩方法 大拇指指腹按揉，力度适中，左右穴各按揉 1~3 分钟。

功 效 经常按摩，可温肾助阳，温经散寒，疏肝理气。

主 治 疝气，遗尿，阴痛阴痒，月经不调，赤白带下，盆腔炎，内踝肿痛等。

中都 Zhōng dū

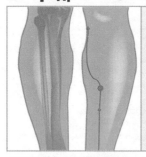

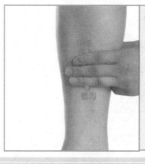

精准定位
在内踝尖上 7 寸，胫骨内侧面的中央。

准确找穴
先找到蠡沟穴，向上 3 横指处。

按摩方法 大拇指指腹按揉，力度适中，左右穴各按揉 1~3 分钟。

功 效 常按可温经散寒，通络止痛，补益脾肾。

主 治 急性肋骨痛，小腹痛，疝气，痢疾，遗精，崩漏，恶露不尽，腹痛等。

膝关 Xī guān

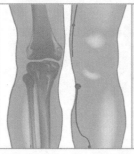

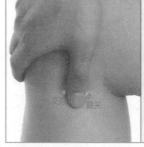

精准定位
在膝部，胫骨内侧髁的下方，阴陵泉穴后 1 寸。

准确找穴
先找到阴陵泉穴，向后 1 横指，可触及一凹陷处即是。

按摩方法 大拇指指腹按揉，左右穴各 1~3 分钟。

功 效 坚持按摩，可祛风通络，除湿止痛。

主 治 膝部肿痛，痛风，关节炎，下肢痿痹等。

曲泉 Qū quán

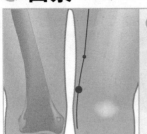

精准定位
在腘横纹内侧端，半腱肌肌腱内缘凹陷中。

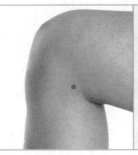

准确找穴
膝内侧，屈膝时可见膝关节侧面横纹端，其横纹头凹陷处即是。

（按摩方法）四指并拢，从下向上揉按，左右穴各3~5分钟。

（功　效）经常按摩，可滋精固涩，理气止痛。

（主　治）月经不调，痛经，子宫脱垂，遗精，小便不利，膝部肿痛，下肢痿痹等。

阴包 Yīn bāo

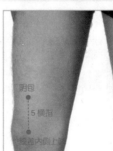

精准定位
在股前区，髌底上4寸，股内肌与缝匠肌之间。

准确找穴
大腿内侧，膝盖内侧上端，直上5横指处即是。

阴包
5横指
膝盖内侧上端

（按摩方法）拇指指腹按压，每次1~3分钟。

（功　效）常按能提肛消痔，还可以局部止痛。

（主　治）脱肛，痔疮，前臂神经痛，胸胁痛等。

足五里 Zú wǔ lǐ

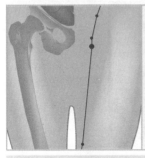

精准定位
股前区，气冲穴之下3寸，动脉搏动处。

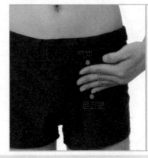

准确找穴
先找到气冲穴，直下4横指处。

足五里

（按摩方法）四指并拢，从下向上揉按，左右穴各揉按3~5分钟。

（功　效）经常按摩，可补益肾气，温经止痛。

（主　治）月经不调，腰骶痛，遗尿，小便不利等。

阴廉 Yīn lián

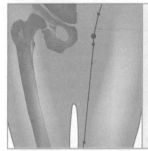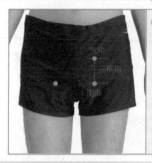

精准定位
在股前区，气冲穴直下2寸。

准确找穴
先找到气冲穴，直下3横指处。

按摩方法	四指并拢，从下向上揉按，左右穴各揉按3~5分钟。
功效	经常按摩，可和血调经，补益肾气。
主治	月经不调，赤白带下，小腹疼痛，股内侧痛，下肢挛急等。

急脉 Jí mài

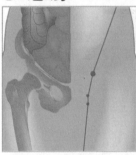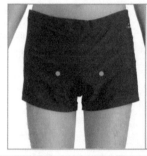

精准定位
在腹股沟区，横平耻骨联合上缘，前正中线旁开2.5寸处。

准确找穴
腹股沟动脉搏动处，正中线旁开2横指，再1拇指同身寸处。

按摩方法	四指并拢从下向上揉按，用力较重，左右穴各揉按3~5分钟。
功效	常按可理气止痛，补脾益肾。
主治	小腹痛，疝气，阴挺，阴茎痛，股内侧痛等。

髋骨 Kuān gǔ

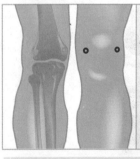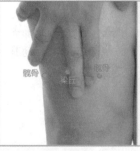

精准定位
在股前区，梁丘穴两旁各1.5寸，每肢2穴。

准确找穴
先在髌骨外上缘上3横指取梁丘穴，在梁丘两侧各2横指处。

按摩方法	拇指指腹揉按，每次1~3分钟。
功效	经常按摩，可活血止痛，通利关节，舒筋活络。
主治	腿痛，膝关节炎，中风偏瘫，膝部红肿等。

鹤顶 Hè dǐng

经外奇穴

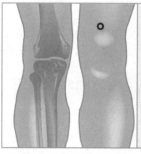

精准定位
在膝前区，髌底中点的上方凹陷处即是。

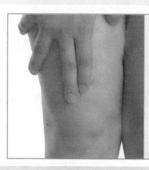

准确找穴
膝部正中骨头上缘正中凹陷处。

按摩方法	拇指指腹揉按，每次 1~3 分钟。
功　效	经常按摩，可活血止痛，通利关节。
主　治	膝痛，鹤膝风，腿痛，关节痛，下肢无力，下肢痿软，脑血管病后遗症等。

百虫窝 Bǎi chóng wō

经外奇穴

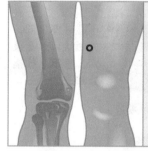

精准定位
在股前区，髌底内侧端上 3 寸。

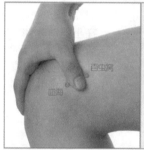

准确找穴
屈膝，先找到血海穴，直上 1 横指处即是。

百虫窝

血海

按摩方法	拇指指尖按揉，每天早晚各一次，每次 1~3 分钟。
功　效	常按可祛风止痒。
主　治	荨麻疹，湿疹，风疹，皮肤瘙痒症等。

内膝眼 Nèi xī yǎn

经外奇穴

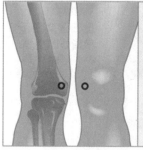

精准定位
在膝部，髌韧带内侧凹陷处的中央处即是。

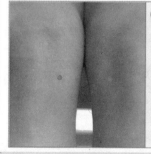

准确找穴
坐位，微伸膝关节，膝盖下左侧凹窝处即是。

按摩方法	拇指指腹按揉，每次 1~3 分钟。
功　效	常按可祛风除湿，活络止痛。
主　治	膝关节炎，髌骨软化症等。

外膝眼 Wài xī yǎn

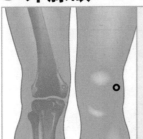

精准定位
在髌韧带两侧凹陷处。在外侧的称外膝眼。

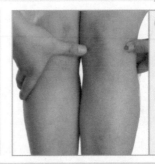

准确找穴
坐位，微伸膝关节，膝盖下左右两个凹窝处，外侧凹窝为外膝眼。

按摩方法	拇指指腹揉按，每次 1~3 分钟。
功 效	常按可活络止痛，舒筋利节。
主 治	脚气，下肢无力，膝关节病等。

胆囊 Dǎn náng

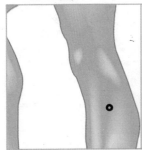

精准定位
在小腿前外侧，腓骨小头直下 2 寸，阳陵泉穴直下 1.5 寸附近的压痛点处。

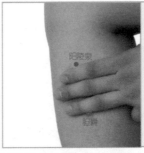

准确找穴
小腿外侧上部，先找到阳陵泉穴，直下 3 横指处即是。

阳陵泉

胆囊

按摩方法	手指指腹按揉，左右穴各 1~3 分钟。
功 效	长期按摩，可利胆通腑，消炎止痛。
主 治	急、慢性胆囊炎，胆绞痛，胆石症，下肢瘫痪等。

阑尾 Lán wěi

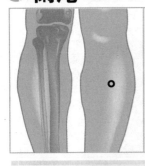

精准定位
在小腿外侧，髌韧带外侧凹陷（犊鼻穴）下 5 寸，胫骨前嵴外 1 寸处。

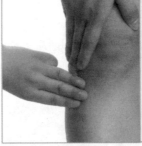

准确找穴
足三里穴向下 3 横指处即是。

按摩方法	手指指腹按揉，左右穴各 1~3 分钟。
功 效	长期按摩，可清热解毒，消炎止痛，消积散食。
主 治	急、慢性阑尾炎，急、慢性肠炎，急、慢性胃炎，消化不良等。

内踝尖 Nèi huái jiān

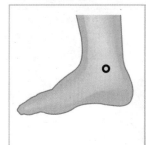

🔵精准定位
踝区，内踝尖的凸起处。

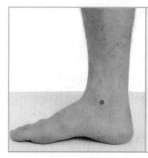

🔵准确找穴
正坐，垂足，内踝最高点处。

按摩方法　拇指指腹揉按，每次左右穴各 3 分钟。

功　　效　经常按摩，可活络止痛，舒筋活络。

主　　治　牙痛，腓肠肌痉挛等。

外踝尖 Wài huái jiān

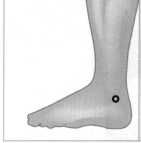

🔵精准定位
在踝区，外踝的凸起处。

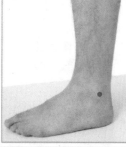

🔵准确找穴
正坐，垂足，外踝最高点处。

按摩方法　拇指指腹揉按，每次左右穴各 1~3 分钟。

功　　效　经常按摩，可活络止痛，舒筋利节。

主　　治　牙痛，腓肠肌痉挛，寒热脚气等。

保健按摩
专家建议 「如何按摩足部穴位」

　　伸出左脚，双手放在左脚的脚背上，从脚踝开始，往脚尖的方向搓脚背，来回搓动 10 次，换右脚；用左手贴在右脚底脚掌心部位，先左右搓脚底，接着以上下方位搓，每种方法搓 10 次，换右手搓左脚；拿捏足跟，左手张开，拇指与另外的四指分开，将虎口对着右脚的足跟腱位置，接着从上面开始往下拿捏脚跟，拿捏 20 下，换成右手拿捏左脚。

八风 Bā fēng

经外奇穴

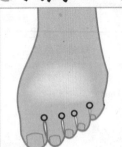

🖐 精准定位
在足背，第 1~5
趾间，趾蹼缘后
方赤白肉际处，
左右共 8 穴。

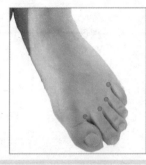

🖐 准确找穴
足 5 趾各趾间缝
纹头尽处即是。

按摩方法	手指点揉，每次左右穴各 1~3 分钟。
功　效	经常按摩，可消肿止痛，清热解毒。
主　治	头痛，牙痛，胃痛，足背肿痛，趾痛，月经不调等。

独阴 Dú yīn

经外奇穴

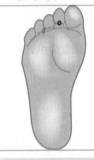

🖐 精准定位
在足底，第 2 趾
的跖侧远端趾间
关节的中点。

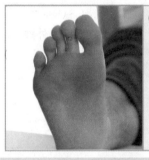

🖐 准确找穴
仰足，第 2 足趾
掌面远端趾关节
横纹中点处。

按摩方法	拇指和中指拿捏，以有酸胀的感觉为宜。
功　效	经常按摩，可息风止痛，调经止带。
主　治	疝气，心绞痛，呕吐，月经不调等。

气端 Qì duān

经外奇穴

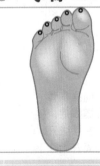

🖐 精准定位
在足趾，五趾端
的中央，距趾甲
游离缘0.1寸(指
寸)，左右一共
10 穴。

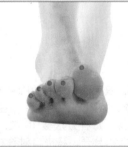

🖐 准确找穴
正坐，垂足，足
十趾尖端趾甲游
离尖端即是。

按摩方法	拇指和中指拿捏，每晚睡前 1 次，每次 3~5 分钟。
功　效	经常按摩，可舒筋利节，通窍开络。
主　治	足背肿痛，足趾麻木，脑血管意外急救等。

足部反射区按摩

　　人的双脚并拢时，其形态就像一个坐着的人，这恰好反映出了身体与足部反射区的关系。蹋趾相当于头部；足底的前半部相当于人的胸；足底的中部相当于人的腹部；足跟相当于盆腔。在脚的外侧，由上而下是肩、肘、膝等关节；脚的内侧，是弯弯的足弓，就相当于人的脊椎弧线。

　　人体颈项以上的组织、器官，在足部反射区呈左右交叉分布现象。即左侧的额窦、小脑及脑干、鼻、大脑半球、颈项、眼、耳等反射区，都分布于右足之上；而右侧头颈部的同名反射区，则分布在左足之上。

　　绝大多数反射区的分布位置，两足基本相同，但少数反射区只分布于左足或右足，如心、脾、降结肠、乙状结肠及直肠、肛门反射区，只存在于左足；而肝、胆囊、盲肠及阑尾、回言瓣和升结肠反射区，只存在于右足。

　　另外，大多数反射区在同一足部只有一个位置。而少数反射区在同一足部可以有两个或两个以上的位置，如眼、耳、生殖腺、肛门和直肠、肋骨、尾骨、髋关节、坐骨神经、扁桃体、额窦等反射区。

🔵 常用按摩方法

示指扣拳法

　　一手握住足部，另一只手示指第 1，2 节指关节屈曲扣紧，其余四指握拳，以示指中节第 1 指间关节背侧按压。

　　本法主要为腕关节施力，将拇指固定在中指上顶住弯曲的示指，以防止示指滑动影响疗效。

　　示指扣拳法可广泛用于多个反射区，如胃、胰脏、十二指肠溃疡、肝、胆、肾、心脏等。

双示指压刮法

　　双手伸直或屈伸的示指桡侧缘来压刮反射区。

　　腕关节带动示指、中指、无名指、小指施加压力，以示指侧缘着力。

　　双示指压刮法适合胸部淋巴、内耳迷路、内外踝下方的生殖腺反射区等。

双拇指推掌法

　　双手拇指和其余四指张开，四指贴附于体表起支撑作用，以拇指指腹着力于反射区稍用力单向压推。压推时不可用力过重，以腕关节活动带动拇指操作。双拇指推掌法适用于肩胛骨、膈肌，也可以用于按摩前后的足部放松。

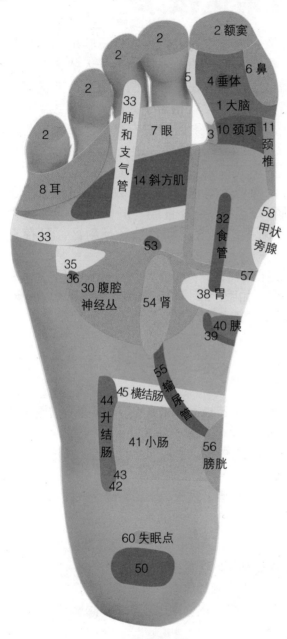

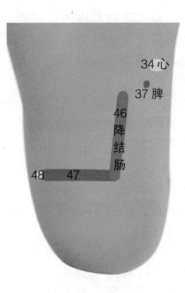

2 额窦

6 鼻

4 垂体

1 大脑

33 肺和支气管

7 眼

10 颈项

11 颈椎

14 斜方肌

8 耳

33

35

36

30 腹腔神经丛

54 肾

53

32 食管

58 甲状旁腺

57

38 胃

40 胰

39

55 输尿管

45 横结肠

44 升结肠

41 小肠

56 膀胱

43

42

60 失眠点

50

右足底

34 心

37 脾

46 降结肠

48

47

左足底

3 小脑
5 三叉神经
36 胆囊
39 十二指肠
42 盲肠阑尾
43 回盲瓣
47 直肠及乙状结肠
48 肛门
50 生殖腺（睾丸或卵巢）
53 肾上腺
57 甲状腺

足底反射区

肾上腺

主治：心律不齐，昏厥，心悸，心慌，哮喘，关节炎等。

按摩方法：拇指指尖向足跟方向按压3~5次，按压节奏稍慢，有温热感为宜。

腹腔神经丛

主治：胃肠神经官能症，便秘，胃痉挛，呃逆，反酸等。

按摩方法：单示指扣拳法左弧形刮压3~5次。按摩力度均匀，逐渐用力以增强渗透力。

肾脏

主治：肾盂肾炎，肾结石，肾功能不全，水肿，尿毒症，风湿热，关节炎，高血压。

按摩方法：示指扣拳定点按压6~5次。节奏稍慢。

输尿管

主治：输尿管炎，输尿管狭窄，排尿困难，关节炎，痛风，高血压等。

按摩方法：示指扣拳从肾脏反射区经过输尿管反射区推按至膀胱反射区，每次3~5次。力度均匀，平稳，避免滑脱。

膀胱

主治：肾结石，膀胱结石，膀胱炎，水肿，阴道炎，动脉硬化，高血压等。

按摩方法：示指扣拳点按，由前向后推按3~5次。

额窦

主治：脑中风，脑震荡，头痛，头重，失眠，鼻窦炎及眼、耳、口腔疾患等。

按摩方法：示指扣拳由内向外推压拇趾3~5次，其余趾额窦反射区由前向后推压3~5次。力度均匀，平稳，避免滑脱。

三叉神经

主治：偏头痛，面神经麻痹，失眠，头痛，腮腺炎，耳、眼、鼻、牙的疾患等。

按摩方法：拇指指腹或拇指指间关节背侧屈曲，由趾端向趾根部方向推按3~5次。该区较敏感，力度不宜过大。

脑垂体

主治：甲状腺功能亢进或低下，脾功能亢进，胰腺炎，糖尿病，小儿发育不良，遗尿，更年期综合征等。

按摩方法：示指扣拳法由足拇趾趾端向足跟反方向扣压3~5次。按摩力度均匀。

颈项

主治：颈项部扭挫伤，落枕，寰枢关节半脱位，颈椎病，高血压病等。

按摩方法：拇指指端由外向内推压6~5次。推压速度宜缓慢。

鼻

主治：慢性鼻炎，鼻出血，鼻窦炎，鼻息肉，鼻塞，流涕等。

按摩方法：拇指或单示指扣拳推压3~5次。力度要均匀、平稳。

大脑

主治：血管病变，脑震荡，头昏，头痛，失眠，瘫痪，高血压，视力减退等。

按摩方法：示指扣拳法曲足拇趾趾端向方向扣压5~5次。按压节奏要稍慢，以有温热感为宜。

小脑、脑干（小脑及脑干反射区位于右脚上，右半球小脑反射区位于左脚上。）

主治：脑震荡，失眠，头痛，头晕，高血压，肌肉痉挛等。

按摩方法：拇指指端或单示指扣拳点按。由前向后推压3~5次。力度要适中，不可按揉、刮擦出皮肤皱褶。

眼睛

主治：视神经炎，结膜炎，角膜炎，近视，远视，青光眼，白内障，视网膜出血，睑腺炎等。

按摩方法：示指扣拳点按3~5次，或由趾端向趾跟方向推压3~5次。

耳朵

主治：中耳炎，耳聋，耳鸣，重听，外耳道疖肿，腮腺炎等。

按摩方法：示指扣拳点按3~5次，或由趾端向趾跟方向推压3~5次。

甲状腺

主治：甲状腺更能亢进或低下，慢性甲状腺炎，地方性甲状腺肿大，高血压等。

按摩方法：拇指桡侧由后向前推按5~7次。

斜方肌

主治：肩背酸痛，手指麻木无力，肩关节疼痛等。

按摩方法：示指扣拳由内向外压刮3~5次。

肺和支气管

主治：上呼吸道感染，肺结核，咳嗽，哮喘，肺气肿，胸闷气短等。

按摩方法：示指扣拳由内向外压刮，反复压刮 3~5 次。

心脏

主治：心律不齐，心肌炎，冠心病，高脂血症，心力衰竭和休克等。

按摩方法：对于虚弱的人用示指扣拳法，由足跟向趾方向压刮；对于比较强壮的人由趾端向足跟方向压刮，反复 3~5 次。

脾脏

主治：食欲不振，消化不良，腹泻，便秘，贫血，可增强机体免疫功能。

按摩方法：示指扣拳法，由前向后压刮 6~5 次。

肝脏

主治：急慢性肝炎，肝硬化，肝大，肝功能不良，胸肋胀满，厌油纳差等。

按摩方法：示指扣拳，由后向前压刮 6~5 次。

胆囊

主治：急慢性胆囊炎，胆石症，消化不良，胆道蛔虫症等。

按摩方法：示指扣拳定点深压 3~5 次。有温热感为宜。3~5 次。力度要均匀，速度宜快。

盲肠和阑尾

主治：下腹部胀气，疼痛，阑尾炎，盲肠炎，还可用于缓解手术后遗症等。

按摩方法：示指扣拳点按 3~5 次。

回盲瓣

主治：消化系统吸收障碍性等。

按摩方法：示指扣拳点按 3~5 次。

升结肠

主治：便秘，腹泻，腹痛，腹胀及结肠炎等。

按摩方法：示指扣拳，或拇指指腹由后向前推按 3~5 次。

横结肠

主治：腹痛，腹泻，腹胀，肠炎等。

按摩方法：示指扣拳或拇指指腹压刮 3~5 次。

乙状结肠和直肠

主治：直肠炎，乙状结肠炎，便秘，腹泻，肠息肉，直肠癌等。

按摩方法：示指扣拳或拇指指腹压刮 3~5 次。

肛门

主治：便秘，痔疮，瘘管，直肠静脉曲张，肛裂，大便失禁等。

按摩方法：示指扣拳点按 3~5 次。从内下向外上，用力要均匀并逐次加重。

生殖腺（男性睾丸，女性卵巢）

主治：男性阳痿，遗精，滑精，睾丸炎，附睾炎；女性月经不调，痛经，闭经，卵巢囊肿，更年期综合征。

按摩方法：示指扣拳定点按压 3~5 次。按压时不要移动，力度均匀，逐渐用力。

降结肠

主治：腹痛，腹泻，胃肠胀气，急慢性肠炎等。

按摩方法：示指扣拳或拇指指腹压刮 3~5 次。

失眠点

主治：失眠，头昏头痛，记忆力减退，对盆腔病变有一定疗效。

按摩方法：示指扣拳定，点按压 3~5 次。

血压点

主治：高血压，高血脂，头昏，头痛，眼胀，耳鸣，口干口苦，胸闷易怒等。

按摩方法：示指扣拳定点按压 6~5 次，病情较重者可多次按压。

胃

主治：胃脘痛，胃酸过多，胃溃疡，消化不良，胃下垂，急慢性胃炎等。

按摩方法：示指扣拳定点按压或由前向后推按 3~5 次。

胰脏

主治：糖尿病，皮肤瘙痒，胰腺炎，胰腺囊肿等。

按摩方法：示指扣拳定点按压或曲前向后推按 3~5 次。按摩力度均匀。

十二指肠

主治：十二指肠溃疡，消化不良，腹部饱胀，呕吐酸水等。

按摩方法：示指扣拳定点按压，或由前向后推按 3~5 次。

小肠

主治：胃肠胀气，腹痛腹泻，消化不良等。

按摩方法：多指扣拳法，由前向后压刮。

29
坐骨神经

49
直肠
肛门

27

27 腹股沟
64 下身淋巴结

64

25 髋关节

51
前列腺
或子宫

56
内
尾
骨

17 骶骨

16 腰椎

52 尿道
和阴道

15 胸椎

56 膀胱

11 颈椎

58 甲状旁腺

足内侧

足内侧反射区

颈椎

主治：颈项疼痛，颈椎骨质增生，颈椎错缝等。

按摩方法：拇指指腹由前向后推压 6~5 次。

胸椎

主治：胸椎骨折，胸椎后关节紊乱症等。

按摩方法：拇指指腹由前向后推压 3~5 次。

骶椎

主治：腰骶部酸痛，骶髂关节炎，梨状肌综合征等。

按摩方法：拇指指腹由前向后推压 3~5 次。

内尾骨

主治：尾骨骨折后遗症，坐骨神经痛等。

按摩方法：示指桡侧面在内踝后下方，由后向前刮压 3~5 次。

前列腺或子宫

主治：前列腺肥大，前列腺炎，子宫肌瘤，宫颈炎等生殖系统疾病。

按摩方法：双拇指指腹由后上向前下方推压 3~5 次。节奏稍慢，渗透力要强。

尿道（阴道或阴茎）

主治：尿道炎，阴道炎，排尿困难，尿频，尿失禁，遗尿等。

按摩方法：示指扣拳从膀胱区后下方向内踝的后下方推 3~5 次。

内侧髋关节

主治：髋关节炎，髋关节扭，挫伤，坐骨神经炎等。

按摩方法：拇指指腹绕内踝由前向后推压 3~5 次。该区较敏感，力度不宜过大。

肛门、直肠、括约肌

主治：脱肛，肛裂，痔疮，直肠息肉，直肠肿瘤，便秘等。

按摩方法：拇指指腹由下向上推压 6~5 次。

内侧坐骨神经

主治：坐骨神经炎，梨状肌综合征，腓总神经损伤等。

按摩方法：拇指指腹由下向上推按 3~5 次。

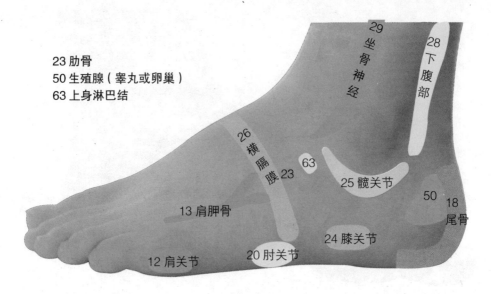

23 肋骨
50 生殖腺（睾丸或卵巢）
63 上身淋巴结

29 坐骨神经
28 下腹部
26 横膈膜 23
63
25 髋关节
50
18 尾骨
13 肩胛骨
24 膝关节
12 肩关节
20 肘关节

足外侧

足外侧反射区

肩关节
主治：肩关节周围炎，肱二头肌肌腱炎等。
按摩方法：示指扣拳曲前向后压刮 3~5 次。

手臂
主治：上肢无力，肩周炎，上肢酸痛麻痹等。
按摩方法：示指压刮法由前向后压刮3~5次。

肘关节
主治：肘关节外伤疼痛，功能活动障碍等病症。
按摩方法：双手示指扣拳从前、后各向中部按压 3~5 次。

膝关节
主治：膝关节炎，半月板损伤，内外侧副韧带损伤等。
按摩方法：示指扣拳定点按压并环绕反射区半月形周边压刮 3~5 次。

外尾骨
主治：尾骨脱位，尾骨骨折后遗症，坐骨神经痛，臀肌筋膜炎等。
按摩方法：示指桡侧由上而下再向前刮、点压 3~5 次。

生殖腺（男性睾丸、女性卵巢）
主治：阳痿，遗精，睾丸炎，月经不调，痛经经，更年期综合征等。
按摩方法：双示指桡侧由反射区中点向两侧同时刮推 3~5 次。

外侧髋关节
主治：髋关节炎，髋关节扭伤，挫伤，坐骨神经炎等。
按摩方法：拇指指腹绕外踝曲前向后推压6~5 次。此区较敏感，力度不宜过大。

下腹部
主治：经期腹痛，月经不调，性功能低下及盆腔疾病。
按摩方法：拇指指腹由下向上滑压5~5次。

外侧坐骨神经
主治：坐骨神经炎，梨状肌综合征，腰椎间盘突出等。
按摩方法：拇指指腹由下向上推按6~5次。按摩力度均匀，逐渐用力以增强渗透力。

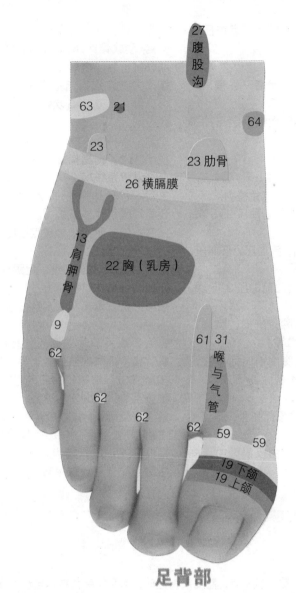

27 腹股沟

63 21

64

23

23 肋骨

26 横膈膜

13 肩胛骨

22 胸（乳房）

9

62

61 31 喉与气管

62

62

62

59

59

19 下颌
19 上颌

9 内耳迷路
21 腕关节
59 扁桃体
61 胸部淋巴结
62 颈部淋巴结
63 上身淋巴结

足背部

◎足背反射区

上颌骨

主治：牙痛，上颌感染，口腔溃疡，牙周病等。

按摩方法：拇指指腹由内向外平推 6~5 次。

下颌骨

主治：牙痛，下颌感染，下颌关节炎，下颌关节紊乱等。

按摩方法：拇指指腹由外向内平推 3~5 次。

扁桃体

主治：扁桃体炎，发热，感冒，慢性咽喉炎等。

按摩方法：拇指指端或双示指指端同时向中点挤按 3~5 次。向斜上方按压，用力要均匀并逐次加重。

咽喉

主治：咽炎，扁桃体炎，喉炎，咽喉肿痛，声音嘶哑，咳嗽，气喘及上呼吸道感染等。

按摩方法：拇指指端或示指指端点按压或按揉3~5次。

气管、食道

主治：咽喉炎，气管炎，咽炎，失音，声门水肿，声音嘶哑等。

按摩方法：拇指指端或示指指端定点按压或按揉3~5次。

胸部淋巴结

主治：各种炎症，发热，胸痛，乳房肿块，食道疾患等。同时能增强机体免疫力。

按摩方法：示指桡侧由后向前刮压3~5次。

内耳迷路

主治：头晕，晕车，晕船，高血压，低血压，耳聋，耳鸣，平衡障碍等。

按摩方法：示指桡侧由后向前刮压3~5次。

乳房、胸部

主治：乳腺炎，乳腺囊肿，胸闷，胸痛，经期乳房胀痛，食道疾患等。

按摩方法：双手拇指指腹由前向后推按，双拇指平推和单拇指补推各做3~5次。

膈、横膈膜

主治：呃逆，膈疝引起的腹部膨胀，腹痛，恶心，呕吐，呃逆等。

按摩方法：双手示指桡侧由反射区中点向两侧同时刮推3~5次。

内侧肋骨、外侧肋骨

主治：肋软骨炎，胸闷，肋间神经痛，盆腔炎，肋骨骨折后遗症等。

按摩方法：双拇指指腹沿两个小凹陷推按再分开，重复3~5次。

腹股沟

主治：各种慢性病症，性功能障碍等。

按摩方法：拇指指腹定点按揉3~5次。

上身淋巴系统

主治：发热，腮腺炎，蜂窝组织炎，子宫肌瘤，还能增强机体的抵抗力。

按摩方法：示指扣拳定点按压3~5次。

下渗淋巴系统

主治：发热，踝部肿胀，足跟痛，子宫肌瘤，还能增强机体抗病能力。

按摩方法：示指扣拳定点按压3~5次。

肩胛骨

主治：肩关节周围炎，岗上肌腱炎，菱形肌劳损，肩背部肌筋膜炎等。

按摩方法：拇指指腹沿足趾向踝关节方向推按至骰骨处向左右分开，反复3~5次。

解溪（化痰）

主治：气管肺炎，痰多，气喘，腕关节疾患等。

按摩方法：拇指指腹定点按揉3~5次。按压时可配合活动踝关节，用力要均匀。

保健按摩专家建议　「按摩反射区的技巧」

　　按摩三叉神经、小脑及脑干等足趾部反射区时，可用左手扶持在足趾关节背面，以免足趾不稳定影响按摩力度，影响按摩效果。

　　小脑及脑干反射区局部解剖结构特殊，脂肪组织薄弱，在按摩时力度要轻柔、由轻到重，依据患者的身体情况施力。

　　按摩眼、耳在足部反射区时，要注意全面按摩。眼、耳反射区各自包括五个点、六个面，五点分布在足趾趾关节的掌侧，眼反射区的六面位于2、3足趾上，耳反射区的六面位于4、5足趾上。按摩五点时用单指扣拳法，按摩六面时用拇指指腹由趾端向趾跟方向推压，动作要连贯，速度舒缓，不宜过快。

　　按摩时的频率要均匀，力度要持久，不宜忽快忽慢，忽轻忽重。

附录 1　人体经络穴位图解

手太阴肺经

经穴歌诀

手太阴肺十一穴，
中府云门天府诀，
侠白尺泽孔最存，
列缺经渠太渊涉，
鱼际少商如韭叶，
左右二十二孔穴。

手太阴肺经一侧有 11 个穴位，左右共 22 个穴位，其中 9 个分布于上肢，2 个在前胸上部。首穴中府，末穴少商。联系的脏腑有胃、肺、咽、大肠，所以能够治疗这些脏器和器官所在部位的疾病。

经络循行

侧胸部——上肢内侧前缘——拇指指端，属肺络大肠，系胃、喉。

防治病症

呼吸道病症：咳嗽、气喘、咯血、胸部满痛、咽喉疼痛、咽干、慢性支气管炎、肺炎、鼻塞、哮喘、失音等；
消化系统疾病：胃酸、胃出血；
泌尿生殖系统疾病：小便频数、闭经；
神志病：昏厥、癫狂；
经脉循行所过处不适：肩臂痛、肘臂痛、手腕痛、手指麻木及疼痛、锁骨上窝痛、胸部烦满；
其他：牙痛、心悸。

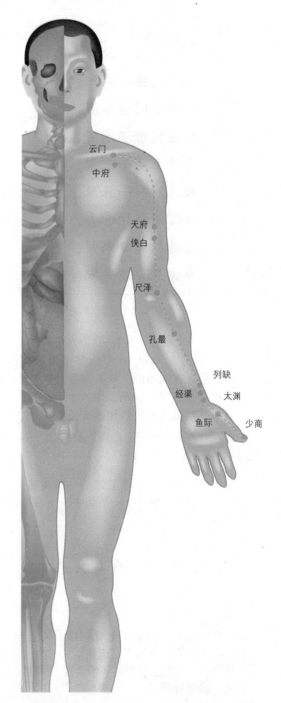

云门
中府
天府
侠白
尺泽
孔最
列缺
经渠
太渊
鱼际
少商

手阳明大肠经

经穴歌诀

二十大肠起商阳，
二间三间合谷藏，
阳溪偏历温溜济，
下廉上廉手三里，
曲池肘髎手五里，
臂臑肩髃巨骨当，
天鼎扶突口禾髎，
鼻旁五分迎香末。

手阳明大肠经一侧有 20 个穴位，左右共 40 个穴位，其中 18 个分布于上肢，2 个在面部。首穴商阳，末穴迎香。联系的脏腑和器官有肺、大肠、口、上齿、鼻，所以能够治疗这些脏器和器官所在部位的疾病，有清热、消肿、止痛的效果。

经络循行

示指末端——上肢外侧前缘——肩关节前缘——颈部——面颊——下齿中——鼻旁，属大肠络肺。

防治病症

呼吸系统疾病：咽喉病、鼻塞，流清涕或出血；

消化系统疾病：口干、腹痛、腹痛、肠鸣、泄泻、便秘、痢疾；

运动系统疾病：肩前、上臂部痛、大指侧的次指（示指）痛而不好运用；

经脉循行部位的其他病症，如齿痛、颈肿、面瘫、眼睛昏黄。

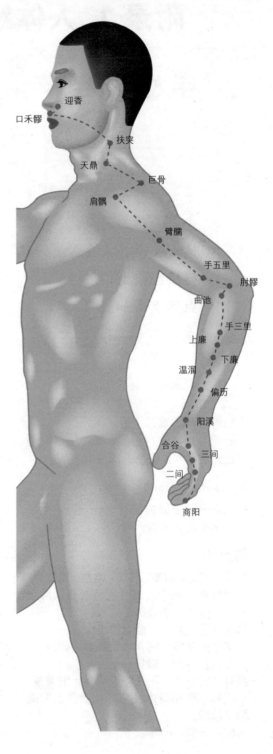

足阳明胃经

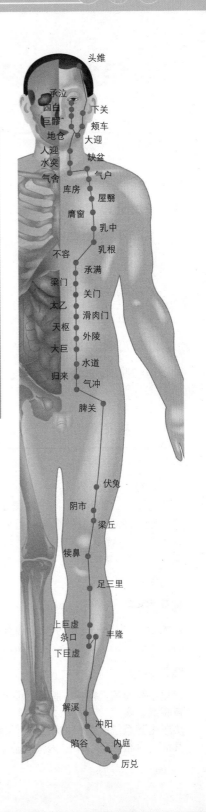

经穴歌诀

四十五穴足阳明，承泣四白巨髎经，
地仓大迎下颊车，下关头维对人迎，
水突气舍连缺盆，气户库房屋翳寻，
鹰窗乳中下乳根，不容承满与梁门，
关门太乙滑肉门，天枢外陵大巨存，
水道归来气冲次，髀关伏兔走阴市，
梁丘犊鼻足三里，上巨虚连条口行，
下巨虚下有丰隆，解溪冲阳陷谷同，
内庭历兑胃经穴，大指次指之终端。

　　足阳明胃经一侧45个穴位，左右两侧共90个穴位，30个穴位分布在头面部、胸部和腹部，15个穴位分布在下肢前外侧面。

经络循行

眼睛下方——面颊——颈前部——胸部——腹部——下肢外侧前缘——第2脚趾端，属胃络脾。

防治病症

消化系统疾病：胃痛，腹痛，腹水，呕吐或消谷善饥，肠鸣腹胀；
呼吸系统疾病：口渴，咽喉肿痛，鼻出血，胸部及膝髌等本经循行部位疼痛；
神经系统疾病：发狂、神志病；
其他：齿痛。

足太阴脾经

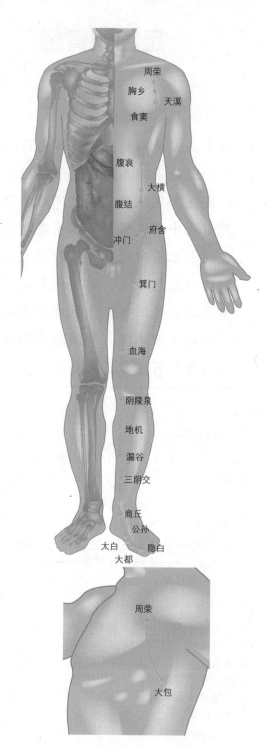

经穴歌诀

二十一穴足太阴，
隐白穴起足大趾，
大都太白公孙盛，
商丘直上三阴交，
漏谷地机阴陵泉，
血海箕门冲门前，
府舍腹结大横上，
腹哀食窦天溪候，
胸乡周荣大包上，
从足经腹向胸走。

本经一侧 21 穴（左右两侧共 42 穴），其中 11 个穴位分布于下肢内侧面的前面，10 个穴位分布于侧胸腹部。首穴隐白，末穴大包。主治脾、胃等消化系统病症、泌尿生殖系统病症，以及本经脉所经过部位之病症。

经络循行

足大趾内侧端——腿内侧中线至前缘——腹部——胸部，属脾络胃，系心，舌。

防治病症

消化系统疾病：胃病、腹胀、便溏、痢疾、胃脘痛、嗳气、身重无力；
泌尿生殖系统疾病：妇科、前阴病；
其他：舌根强痛、下肢内侧肿胀。

手少阴心经

本经一侧9个穴位（左右两侧共18个穴位）。其中8个穴位分布于上肢，1个穴位在侧胸上部。首穴极泉，末穴少冲。联系的脏腑器官有心、小肠、肺、咽、目，所以能够治疗这些脏器和器官所在部位的疾病，可以宁心安神，活络止痛，改善心痛、心悸等。

经络循行

腋下——上臂内侧后缘——小指端，属心络小肠，系咽、目。

防治病症

消化系统疾病：咽干、口渴、干呕、胃痛、胃脘部疼痛；

运动系统疾病：胁痛、上臂内侧痛、指挛、腕部疼痛；

循环系统疾病：心痛、心悸；

神经系统疾病：头痛、目眩、失眠、健忘、癫狂；

经脉循行处不适：手心发热、乳汁分泌不足、腋臭、胸闷、腋下肿痛；

其他：目黄、眼睛充血、颈淋巴结核、排尿困难。

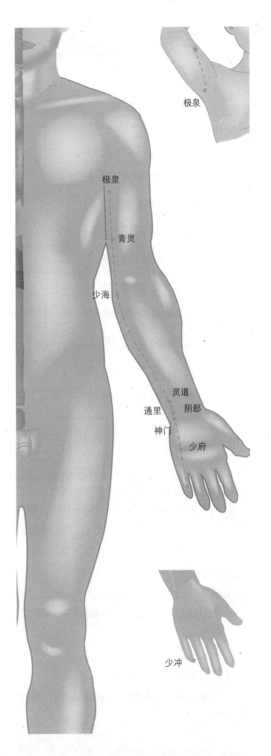

手太阳小肠经

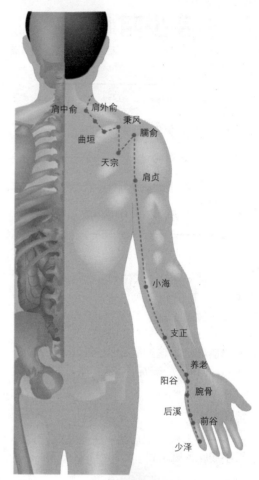

手太阳小肠经一侧19个穴位，左右共38个穴位，其中8个分布于上肢，11个在肩部、颈部和面部。首穴少泽，末穴听宫。联系的脏器和器官有小肠、心、胃、咽、目、耳、鼻，所以能够治疗这些脏器和器官所在部位的疾病。

经络循行

小指外侧末端——上臂外侧后缘——肩胛——侧颈部——面部——眼睛——耳前，属小肠络心，系胃、耳、目。

防治病症

消化系统疾病：小腹胀痛；
运动系统疾病：肩臂颈项转侧不利，外侧后缘痛；

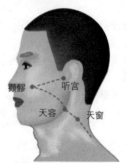

呼吸系统疾病：咽喉肿痛；
神经系统疾病：癫痫、晕厥；
其他：热病、耳聋、目黄、颊肿。

足太阳膀胱经

经穴歌诀

六十七穴足太阳，晴明目内红肉藏，
攒竹眉冲与曲差，五处一五上承光，
通天络却下玉枕，天柱发际大筋上，
大杼风门肺厥阴，心俞督俞膈俞当，
肝胆脾胃具挨次，三焦肾俞海大肠，
关元小肠到膀胱，中膂白环寸半量，
上次中下四髎穴，一空一空骶孔藏，
会阳尾骨外边取，附分脊背第二行，
魄户膏肓神堂窝，噫譆膈关魂门详，
阳纲意舍胃仓随，肓门志室至胞肓，
二十一椎为秩边，承扶臀股纹中央，
殷门浮郄委阳至，委中合阳承筋量，
承山飞扬跗阳继，昆仑仆参申脉堂，
金门京骨束骨跟，通谷至阴小趾旁。

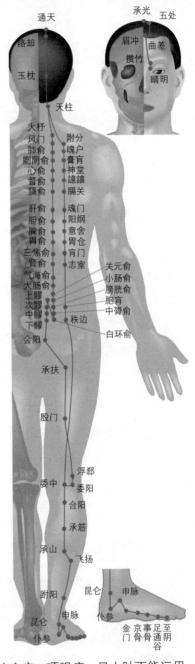

足太阳膀胱经一侧 67 个穴位（左右两侧共 134 个穴位），49 个穴位分布在头面部、颈部、背腰部；18 个穴位分别在下肢后面的正中线和足外侧部。首穴晴明，末穴至阴。主要治疗头、项、目、背、腰、下肢病症。

经络循行

内眼角——头顶——后颈部——背部——腰部——腿外侧后缘——足小趾端，属膀胱络肾，系脑。

防治病症

泌尿系统疾病：小便淋沥、短赤，尿失禁；

运动系统疾病：项强痛，足小趾不能运用，经脉所过的背、腰、骶、大腿后侧、腘窝、腓肠肌等处疼痛；

呼吸系统疾病：鼻塞，流涕，鼻血；

消化系统疾病：痔疮，疟疾；

神经系统疾病：头痛，癫狂，神志病；

其他：眼痛多泪。

足少阴肾经

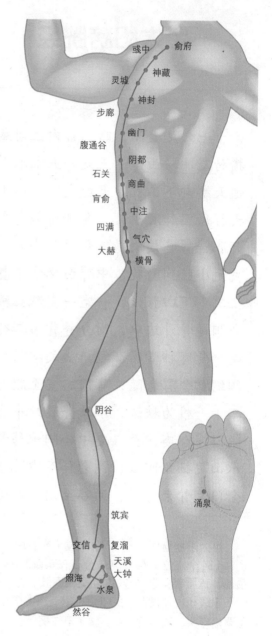

经穴歌诀

二十七穴足少阴，
涌泉然谷与太溪，
大钟水泉与照海，
复溜交信筑宾派，
阴谷膝内辅骨后，
以上从足至膝内，
横骨大赫连气穴，
四满中注肓俞脐，
商曲石关阴都密，
通谷幽门一寸取，
步廊神封膺灵墟，
神藏或中俞府毕。

足少阴肾经共有27个穴位（左右共54个穴位），其中10个穴位分布在下肢内侧，17个穴位分布在胸腹部前正中线的两侧。首穴涌泉，末穴俞府。本经腧穴可治疗泌尿生殖系统、神经系统、呼吸系统、消化系统、循环系统等病症和本经所过部位的病症。

经络循行

足小趾下面——足心（涌泉穴）——内踝后缘——腹部——胸部，属肾，联络膀胱，系脊柱、肝、膈、喉、舌、肺、心、胸腔。

防治病症

泌尿生殖系统疾病：遗精、阳痿、带下、月经不调、下肢内侧疼痛；
呼吸系统疾病：哮喘；
消化系统疾病：泄泻。

手厥阴心包经

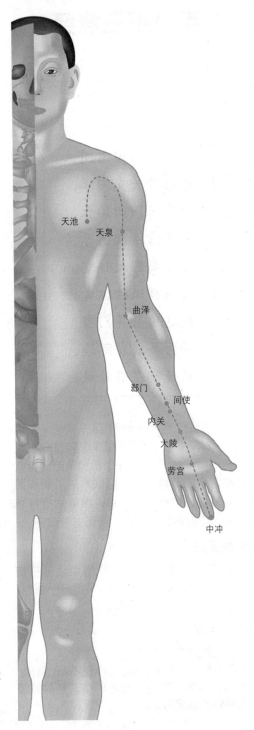

手厥阴心包经一侧9个穴位（左右共18个穴位），其中8个穴位位于上肢，1个位于胸部。首穴天池，末穴中冲。联系的脏腑和器官有心包、三焦，能够治疗这些脏器和器官所在部位的疾病。

经络循行

侧胸部——腋下——上臂内侧正中线——中指指端，属心包络三焦，系膈。

防治病症

呼吸系统疾病：咳嗽、痰多、气喘、支气管炎；

消化系统疾病：胃痛、呃逆、呕吐、急性肠胃炎、泄泻；

循环系统疾病：胸痛、心悸、心烦、心绞痛、心动过速或过缓、心律不齐；

神经系统疾病：癫狂、中风、昏迷、失眠、烦躁；

泌尿生殖系统疾病：前列腺疾病；

经脉循行处不适：肘臂痛、网球肘、手掌多汗、腋下肿痛、乳汁分泌不足、乳腺炎；

其他：疲劳、臃肿、肘臂挛急等。

手少阳三焦经

经穴歌诀

三焦经穴二十三，

关冲液门中渚间，

阳池外关支沟正，

会宗三阳四渎长，

天井清冷渊消泺，

臑会肩髎天髎堂，

天牖翳风瘈脉青，

颅息角孙耳门当，

和髎耳前发际边，

丝竹空在眉外藏。

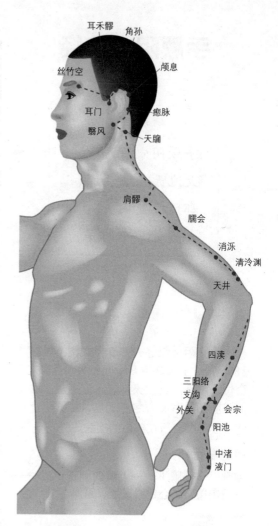

手少阳三焦经一侧有 23 个穴位（左右共 46 个穴位）。其中有 13 个穴位分布在上肢背面，10 个穴位在颈部和头部。首穴关冲，末穴丝竹空。本经联系的脏腑和器官有三焦、心包、耳、目，能够治疗经脉所过部位的病证和热病、头面五官病证。

经络循行

无名指尺侧端——上肢外侧中线——肩部——侧颈部——头部——耳部——眉梢，属三焦络心包，系耳、目。

防治病症

神经系统疾病：头痛；

泌尿生殖系统疾病：水肿、小便不利、遗尿；

其他：耳聋、耳鸣、目赤肿痛、颊肿以及肩臂外侧疼痛等证。

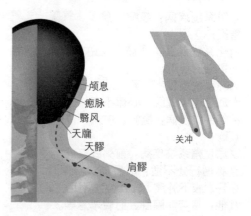

足少阳胆经

经穴歌诀

足少阳起瞳子髎，四十四穴身外边，

听会上关颔厌集，悬颅悬厘曲鬓分，

率谷天冲浮白次，头窍阴完骨本神，

阳白头临泣目窗，正营承灵脑空怀，

风池肩井与渊腋，辄筋日月京门结，

带麦五枢维道连，居髎环跳风市间，

中渎阳关阳陵泉，阳交外丘光明宜，

阳辅悬钟丘墟外，临泣地五会侠溪，

脚趾外端足窍阴，胆经经穴仔细记。

足少阳胆经共有 44 个穴位（左右共 88 个穴位）。15 个穴位分布在下肢的外侧面，29 个穴位在臀、侧胸、侧头部。首穴瞳子，末穴足窍阴。主治病症头面五官病症、神志病、热病以及脉所经过部位的病症。

经络循行

眼外角——侧头部——耳部——额面颊——颈部——肩部——侧胸部——侧腰部——腿外侧中线——第4脚趾端，属胆络肝。

防治病症

头面五官病症：头痛、耳鸣、耳聋、牙痛、流鼻涕、眼科疾病；

神经系统疾病：癫痫、多梦、目眩；

经脉循行处不适：目外眦痛，下肢麻木，颈、肩、背、腰痛；

其他：口苦、颔痛、腋下肿、胸胁痛、缺盆部肿痛、下肢外侧疼痛及经脉所经过部位的其他疾病。

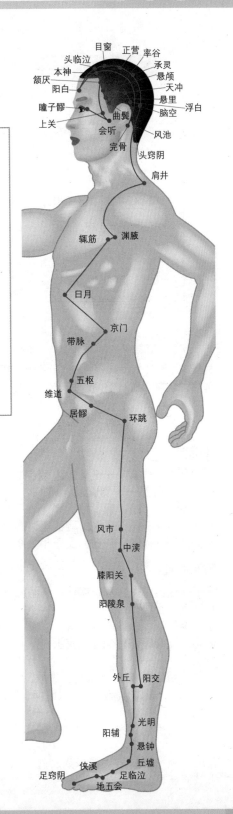

足厥阴肝经

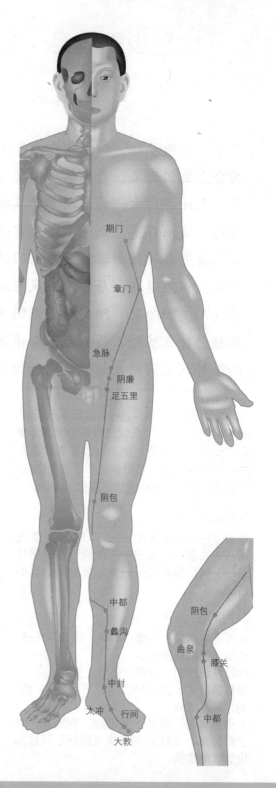

经穴歌诀

一十四穴足厥阴，
大敦行间太冲寻，
中封蠡沟中都近，
膝关曲泉阴包临，
章门仰望见期门。

足厥阴肝经一侧有 14 个穴位（左右两侧共 28 穴），其中 12 穴分布于腹部和胸部，12 穴在下肢部。首穴大敦，末穴期门。主治肝胆病症、泌尿生殖系统、神经系统、眼科疾病和本经经脉所过部位的疾病。

经络循行

足大趾的外侧端——大腿内侧前缘至中线——会阴部——侧胸部，属肝络胆，系生殖器、胃、膈、咽、目。
分支：目——颊里——口唇的里边。
分支：肝——膈肌——肺，交于手太阴肺经。

防治病症

肝胆病症：肝炎、两胁疼痛、胸胁胀满、胆囊炎、胆结石；
眼科疾病：目赤肿痛，青盲；
消化系统疾病：消化不良、腹胀、呃逆、呕吐、痢疾；
泌尿生殖系统疾病：疝气、遗尿、小便不利、遗精、腹痛、腰痛不可以俯仰、痛经、月经不调；
神经系统疾病：头痛、目眩、情志抑郁或易怒；
其他：咽干、口苦、糖尿病、乳房胀痛、下肢痹痛等症。

督脉

经穴歌诀

督脉行于背中央，
二十九穴始长强，
腰俞阳关入命门，
悬枢脊中中枢长，
筋缩至阳归灵台，
神道身柱陶道开，
大椎哑门连风府，
脑户强间后顶排，
百会前顶通囟会，
上星神庭素髎对，
水沟人中沟上取，
兑端唇上尖端藏，
龈交上唇系带底，
最后印堂眉中央。

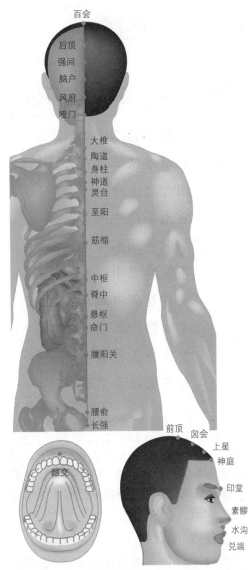

督脉 1 名 1 穴，计 29 穴，分布于头、面、项、背、腰、骶部之后正中线上。首穴长强，末穴龈交，印堂穴原属于经外奇穴，现归于督脉，为不与原穴相混，放于最后。主治神经系统、呼吸系统、消化系统、泌尿生殖系统、运动系统病症，以及热性病症和本经所过部位之病症。

经络循行

胞中——会阴——腰背正中线——头前正中线——上龈正中。督脉总督一身之阳经，称为"阳脉之海"，六条阳经都与督脉交会于大椎，督脉有调节阳经气血的作用。

主生殖功能，特别是男性生殖功能。

防治病症

神经系统疾病：头痛、头重、眩晕、眼花、癫狂、精神分裂、中风不语；

呼吸系统疾病：咳嗽、气喘、咽喉肿痛；

消化系统疾病：呕吐、急性肠胃炎；

泌尿生殖系统疾病：月经不调、赤白带下、遗精、阳痿；

运动系统疾病：项强、腰脊强痛、坐骨神经痛、俯仰不利、麻木、抽搐。

任脉

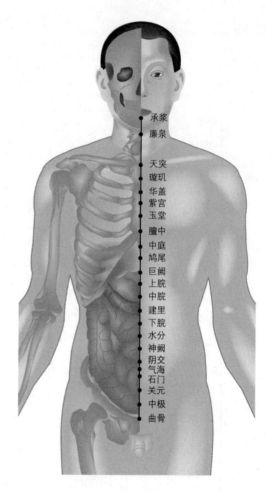

任脉1个名称1个穴位，共24个穴位，分布于面、颈、胸、腹的前正中线上。主治神经系统、呼吸系统、消化系统、泌尿生殖系统病症，以及寒性病症和本经所经过之部位的病症。

经络循行

胞中——会阴——胸腹正中线——头前正中线——上龈正中。任脉与六阴经有联系，称为"阴脉之海"，具有调节全身诸阴经经气的作用。

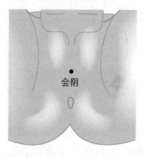

防治病症

神经系统疾病：失眠、健忘、神志病；
呼吸系统疾病：咳喘，咽喉肿痛，支气管炎；
消化系统疾病：口臭、腹胀、肠鸣、泄泻、呕吐；

泌尿生殖系统疾病：月经不调，小便不利，崩漏，遗精；
其他：牙痛及腹、胸、颈、头面的局部病症及相应的内脏器官疾病。

经外奇穴

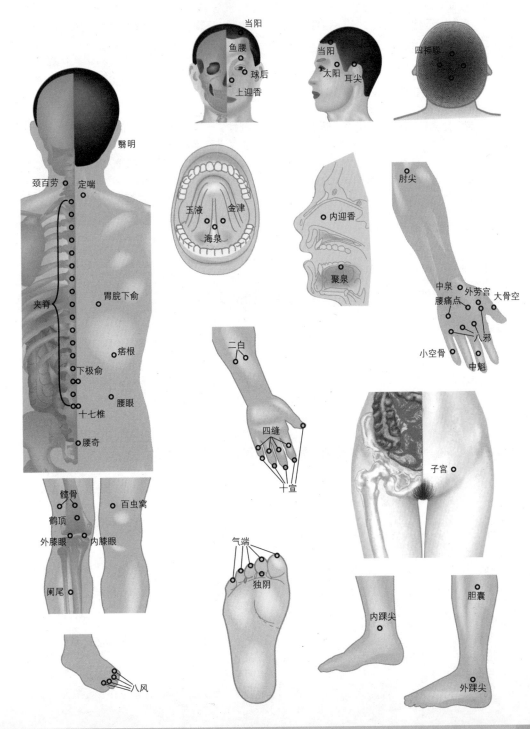

当阳
鱼腰
球后
上迎香

当阳
太阳
耳尖

四神聪

翳明

颈百劳　定喘

夹脊

胃脘下俞

痞根

下极俞

腰眼

十七椎

腰奇

玉液　金津
海泉

内迎香

聚泉

肘尖

中泉
腰痛点
外劳宫
大骨空
八邪
小空骨
中魁

二白

四缝

十宣

子宫

髋骨
鹤顶
外膝眼　内膝眼
百虫窝

阑尾

气端
独阴

八风

内踝尖

胆囊

外踝尖

附录2 常见病症对症穴位索引

头痛
下关、攒竹、玉枕、阳白、风池、百会、后顶、
太阳、阳陵泉

偏头痛
头维、颔厌、悬颅、后顶、太阳、鸠尾、会宗、
天井、阳辅、足窍阴

目赤肿痛
承泣、睛明、攒竹、丝竹空、合谷、通里、陷谷、
光明

耳鸣
下关、听宫、翳风、耳门、耳和髎、听会、少泽、
中渚、太冲

口臭
承浆、龈交、胃俞、劳宫

口腔溃疡
外劳宫

鼻出血
口禾髎、迎香、曲差、印堂、天府、二间、偏历、
至阴

牙痛
大迎、下关、天柱、翳风、风池、商阳、三间、
合谷、内庭

咽喉肿痛
扶突、人迎、风池、天突、尺泽、列缺、鱼际、
阳溪

鼻炎
口禾髎、迎香、素髎、上星、印堂、列缺、
陷谷

酒糟鼻
迎香、上星、素髎、印堂

慢性咽炎
人迎、翳风、缺盆、肾俞、关冲

三叉神经痛
大迎、下关、颧髎、翳风、阳白、合谷、
外关

黄褐斑
颧髎、丝竹空、太阳、肺俞、肾俞、三阴交

颈椎病
天柱、风池、大椎、百会、颈百劳、天髎、肩井、
外劳宫

肩周炎
肩髃、肩髎、肩贞、秉风、曲垣、手五里、臂臑、
条口

落枕
天宗、天井、外劳宫、足临泣、网球肘、尺泽、
曲泽

腕关节损伤
列缺、大陵、养老、阳池

腕关节综合征
合谷、阳溪、灵道、神门、液门

咳嗽
扶突、廉泉、天突、大椎、中府、胸乡、神封、
天池、璇玑、肩中俞、肺俞、身柱、尺泽、
太渊

哮喘
天突、大椎、阴都、膻中、肺俞、鱼际、
丰隆

慢性支气管炎
天突、大椎、风门、身柱、尺泽

慢性肝炎
头维、太阳、肝俞

慢性胃炎
梁门、腹通谷、神阙、中脘、脾俞、胃俞、膏肓、
足三里、阑尾

胃下垂
胃俞、下脘、中脘、上脘、小肠俞、足三里、
陷谷

腹泻
天枢、腹泻、大横、神阙、建里、阴陵泉

慢性肠炎
天枢、大肠俞、小肠俞、阑尾

十二指肠溃疡
梁门、肝俞、胆俞

便秘
关门、天枢、大横、横骨、中注、肓俞、支沟、
腰奇

痔疮
十七椎、二白、会阳、长强、商丘、承扶、承山、
束骨

月经不调
归来、气穴、四满、带脉、中极、关元、子宫、

白环俞、三阴交、血海、水泉

痛经

外陵、中极、关元、气海、子宫、气海俞、命门、次髎、三阴交

更年期综合征

百会、归来、关元、气海、脾俞、三阴交

阳痿

大赫、曲骨、关元、气海、气海俞、关元俞、志室、次髎、涌泉、阴谷

早泄

关元、气海、关元俞、三阴交

前列腺疾病

中极、关元、气海、肾俞、内关、外关、膀胱俞

腰扭伤

肾俞、大肠俞、后溪、腰痛点、上髎、次髎、委中、悬钟

腰椎间盘突出症

大肠俞、小肠俞、腰阳关

坐骨神经痛

睛明、大肠俞、腰阳关、十七椎、秩边、环跳、腰俞、承扶、昆仑、委中、风市、太冲

膝关节炎

梁丘、犊鼻、阴陵泉、血海、仆参、中渎、髋骨、内膝眼

小腿抽筋

阴陵泉、承筋、承山、阳陵泉

足跟痛

昆仑、仆参、太溪、大钟、丘墟

糖尿病

聚泉、章门、脾俞、曲池、阳池、地机

冠心病

膻中、心俞、督俞、膏肓、神堂、少府、内关

高血压

头维、百会、太阳、阳谷、丰隆、三阴交、悬钟、太冲

高脂血症

少商、丰隆

脂肪肝

肝俞、脾俞、足三里、阳陵泉

胆囊炎

日月、章门、胆囊炎、期门、胆俞、阳陵泉、

胆囊

贫血

膈俞、脾俞、血海

胸闷

乳根、天池、膻中、心俞、膈关、极泉、内关

失眠

完骨、风池、百会、神庭、四神聪、当阳、印堂、心俞、腰奇、神门、间使、内关、四缝、申脉、涌泉、太冲

恶心

中脘、四缝

呕吐

颅息、率谷、天突、玉液、石关、俞府、中庭、胃俞、商阳、曲泽、独阴

呃逆

水突、气舍、天溪、中脘、京门、天泉

消化不良

率谷、梁门、腹哀、中脘、胃俞、手三里、太白

感冒

迎香、风池、大椎、大杼、风门、肺俞、附分、少商、合谷

眩晕

头维、听宫、眉冲、瞳子髎、上关、率谷、天冲、头窍阴、本神、风池、脑户、百会、下廉、曲池、丰隆

晕车

期门、内关、中冲、关冲

发热

上星、渊液、大杼、神道、合谷、少泽、关冲、太冲

宿醉

肝俞、下巨虚

皮肤瘙痒

肩髃、手三里、风市、百虫窝

湿疹

胃俞、百虫窝

脱发

头维、上星、列缺、上髎、次髎、中髎、下髎

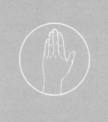